U0030396

啟動新陳代謝

維持健康抗老化

新陳代謝科醫師
幫助您醫於病根和未病的 *50* 節課

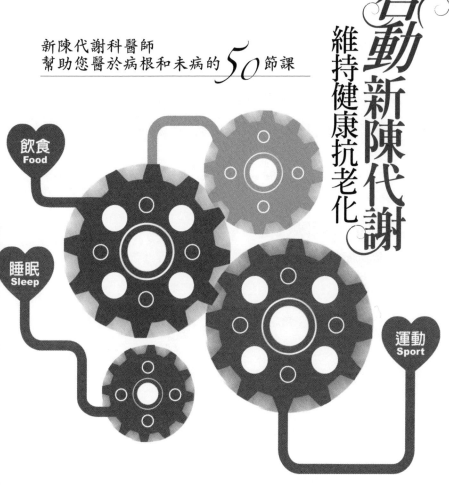

飲食
Food

睡眠
Sleep

運動
Sport

陳光文 醫師◎著

目錄 contents 啓動新陳代謝 維持健康抗老化

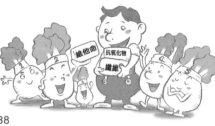

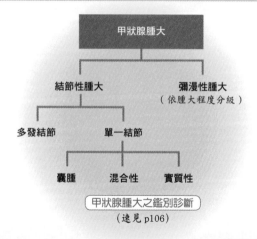

甲狀腺腫大之鑑別診斷
（速見 p106）

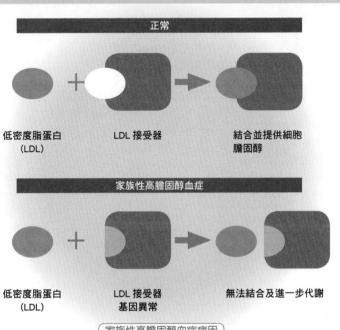

正常

低密度脂蛋白
(LDL)　　LDL 接受器　　結合並提供細胞膽固醇

家族性高膽固醇血症

低密度脂蛋白
(LDL)　　LDL 接受器基因異常　　無法結合及進一步代謝

家族性高膽固醇血症病因
(速見 p145)

PART6 腎上腺・153

Note 腎上腺案例 · · · · · · · · · · · · · · · · · · ·

案例 **1** 體重增加、月經變少、不孕、高血壓 170

案例 **2** 意識不清、低血壓、圓臉、腹部肥胖 170

案例 **3** 高血壓難控制、倦怠 170

案例 **4** 皮膚暗黑、血壓低、倦怠 171

案例 **5** 產後出血、無月經、恥毛脫落、肋膜及心包膜積水 171

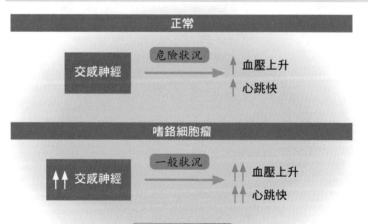

嗜鉻細胞瘤主要表現
（速見 p165）

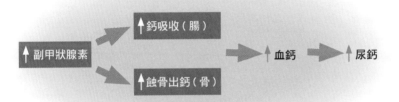

（副甲狀腺機能亢進的影響）
（速見 p178）

Note 維生素案例 ● ● ● ● ● ● ● ● ● ●

案例 ❶ 糖尿病、高血脂、高血壓三高患者以白米為主食 202

案例 ❷ 素食、高血壓、易倦怠 202

案例 ❸ 糖尿病、舌頭灼熱疼痛 203

案例 ❹ 糖尿病、素食、稍倦怠、舌苔較厚 203

案例 ❺ 老年人肌肉痠痛、無力，失眠，常跌倒 204

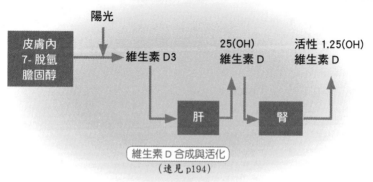

維生素 D 合成與活化
（速見 p194）

附　　錄 健康小秘訣 205

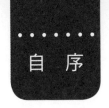
重視新陳代謝，
維持最佳的身心健康　◎陳光文

　　坊間有許多養生的書籍和方法，但對有些人就是沒效，其實這是潛在的疾病狀況尚未被精確診斷，沒有好的診斷，就沒有好的治療，再好的養生之道也枉然。醫師的專業就是面對不論簡單或複雜病情的病人作出精準的診斷和治療，讓病人恢復健康。雖然每位醫師都有醫學專業的培養及訓練，但醫學領域浩瀚無窮，許多早期疾病的症狀較不明顯，尤其是新陳代謝、內分泌疾病或維生素缺乏更是容易疏忽。加上目前的健保制度，臺灣病患等候時間很長，但真正看診的時間卻很短，常有些疑問或症狀沒能真正得到解答，甚至因而延誤病情。

　　這一本書是從民眾的角度，將新陳代謝的觀念和新陳代謝常見的疾病，如糖尿病、高血脂、甲狀腺功能亢進、甲狀腺功能不足、腎上腺功能不足…等，以淺顯易懂的短文和圖表介紹，並依問題導向的方式，讓讀者依不同的需要找到解答，瞭解原理，因而更願意執行健康的生活方式，達到預防勝於治療的效果。對於已有症狀或疾病的民眾，也可經由豐富的案例，知道如何與醫師合作從中找出最佳解答和診療方向，早日破解潛在的疑難雜症。

若讀者參考此書瞭解新陳代謝的重要，願意注意養生，或因此書而有正確的診療方向，換回了健康，就是此書最好的代價，也是著作此書的簡單初衷，希望人人重視新陳代謝，維持最佳的身心健康。

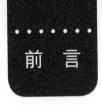

診療基本工，
最重要的診治醫術

診療基本工1：
精準的診斷，要有理性與感性

　　記得當住院醫師第一個月時第一次於廖運範教授（註 ❶）的教學迴診被"電"得很慘，廖教授還安慰說：「沒關係，他以前也被宋瑞樓教授（註 ❷）這樣指導過」，其實廖運範教授就是針對個案的病史及理學檢查要詳細且要合乎邏輯性的要求，這也奠定往後診療病人的基礎。爾後在新陳代謝科次專科訓練時，由黃妙珠教授（註 ❸）的指導也學習到人性化的醫療，從聊天、日常生活感性的關懷可以得到更多更重要的資訊而診斷得更精準。

　　目前醫療科技進步，有許多先進的檢查因為健保給付，再加上動輒醫療糾紛，因此一有風吹草動，常常是先排檢查再說，例如頭痛、胸痛、腹痛，就來各「電腦斷層」，排除許多可能存在的疾病，久而久之，詳細詢問病史及理學檢查變成次要的，且往往繁忙的門診、急診也讓這醫界最重要的診療技巧快要失傳了，其實只有把握**病史詢問**的技巧，及詳細**理學檢查**才能真正掌握病情，進而正確應用現代科技，做出精準的檢查檢驗及診斷。

病史詢問包括主訴、現在病史、過去病史、個人病史、家族病史、系統性症狀回顧（system review）。病史詢問針對病患真正的問題，何時開始變化最重要，往往由此可以追溯出病根。而**理學檢查**務必從頭到腳，甚至肛診，及神經學檢查，其實從病人進入診間即可觀察，由病人的步態也可理解許多病況。

　　對於複雜、嚴重且無法簡單解釋的病情務必加強病史詢問及理學檢查，也要多留點時間給患者，以聊天的方式讓患者充分地表達其不適和想法。如果診間有理性的探查及感性的關懷，相信許多隱藏的病理是可以迎刃而解的。

診療基本工2：
「醫生緣，病人福」，良好醫病關係促進療效

　　民間的諺語：「醫生緣，病人福」，許多患者的感受的確如此，如果能讓醫生多青睞一點，願多花一點時間，傾聽患者的病痛以及疾病的來龍去脈，病人就較放心，也會相信自己的疾病可以早日而癒。而實際上也是如此，患者遇到信賴的醫師的確感覺治療的效果較佳，所謂「看到醫師，病就好一半了！」這樣的說法。

　　在一九五七年 Carl Rogers 心理學大師即已提出醫病關係的建立及其應有的條件可以有效改善病情，醫病關係的建立是以病人為主體，治療者予以無條件的關懷鼓勵，也就是以病人為中心的醫療，或者所謂要建立夥伴關係的醫療。

　　反之，當醫師在照護患者時，受到病人的好感、信賴、尊敬、體諒，在診療上也會覺得較順利、較幸福，就可以說是「病人緣，醫生福」，好的夥伴關係也可讓醫師較專心病情分析與診療，工作上得到較高的滿意度。

　　良好的醫病關係的建立，關鍵點還是在醫師的認知與主動性，體諒病人的痛苦與焦慮，專心於患者病苦的解除。

診療基本工 3：
培養精良團隊，才能發揮最佳療效

　　在電視新聞中常見病患為慕名醫，動輒大排長龍，半夜排隊掛號，醫師從早上看診到半夜也時有所聞，憋尿、餓肚子、飲食不正常被視為理所當然，更離譜的是減重門診，排隊是為拿一大堆「非正規」的減肥藥物。在醫師精疲力竭下，要維持醫療品質是緣木求魚。其實現代醫學已非單打獨鬥的時代，許多診療是要有好的團隊，甚至跨科的團隊，唯有訓練有素的團隊才可以發揮醫療效果。

　　例如針對簡單無糖尿病慢性併發症者的基本團隊應包括醫師、營養師及衛教師。醫師負責主要診治外，營養師負責飲食衛教、衛教師負責糖尿病的自我照顧衛教。當患者需要胰島素注射治療時衛教師也負責胰島素注射衛教。若有糖尿病慢性併發症時，如糖尿病神經病變、視網膜病變、腎病變、足部病變、心臟病、中

風等嚴重併發症,更需跨科的照顧。例如患者有足部病變時,也常會有神經病變、下肢血管病變、感染等甚至也有腎病變、視網膜病變等。面對複雜病情,糖尿病跨科別團隊照護,是必要的也決定成敗關鍵。

　　跨科別團隊為保持最佳戰力,應積極持續涉取新知、個案討論、經驗分享、以便患者有最好、最新的治療。也藉由經常的個案討論,可以培養團隊默契,提供患者個人化醫療,而達到最佳療效。

註 ❶ 廖運範:國立台灣大學醫學院醫科畢業;肝病權威,執著專研慢性肝炎治療;現為中央研究院院士、長庚大學特聘講座教授;榮獲歐洲肝臟研究學會(European Association for the Study of the Liver, EASL)2013 年「國際終身成就獎」(International Recognition Award)。

註 ❷ 宋瑞樓:1917 年 8 月 6 日—2013 年 5 月 26 日,台灣竹東鎮人,被譽為台灣的肝病之父、台灣消化內視鏡之父。

註 ❸ 黃妙珠:國立台灣大學醫學院畢業;長庚醫院新陳代謝科主治醫師、長庚大學教授。

PART

1

新陳代謝

01 啟動新陳代謝是生命的奧秘

有生命就有新陳代謝

　　生物不論動植物或單細胞生物皆有新陳代謝，新陳代謝的目的就是在維持最美好的生命。雖然個體的生命有限，但透過細胞分裂、增生或生殖而繁衍生命，讓生命生生不息。以人體而言，新陳代謝包含細胞所有的活動，從營養的攝取、呼吸、循環、排泄、思考、動作，無一不是新陳代謝的活動，而且非常的巧妙精密、環環相扣，就算外在充滿細菌、病毒和有害物質，身體還是可以維持良好的健康和功能。啟動新陳代謝就是生命的奧秘，現在就算有複製羊、豬，也是由有生命的細胞繁衍而成，因此真正的生命啟動新陳代謝是無法創造出來的。

新陳代謝的運作就像有個醫療團隊在體內

　　新陳代謝的運作很珍貴，好像有個醫療團隊在體內，隨時守護身體健康。但許多人不珍惜這寶貴的新陳代謝，抽菸、喝酒、熬夜打牌看電視、飲食不節制、也不運動、終致新陳代謝不堪負荷，而埋下病根。若還不生養調息、恢復正常新陳代謝，只好生病到醫院求診。這些病最常見就是現代文明

病——「**代謝症候群**」，也就是肥胖、血壓高、血脂異常、血糖高。代謝症候群就是新陳代謝最重要的問題，也是新陳代謝科主要診療項目之一。不過代謝症候群會衍生心血管疾病、中風等併發症。現代醫學將人體的器官或系統為分科之依據，例如腦神經科、心臟科、胃腸肝膽科、腎臟科…等。因此心血管疾病是看心臟科，中風是看腦神經科。醫學上若只看器官疾病治療，而不探討其根本的代謝問題，就會頭痛醫頭、腳痛醫腳。唯有瞭解其新陳代謝問題始末，才能醫於病根和未病，達到預防勝於治療的效果。

長青春痘是新陳代謝問題

有些年輕女性問：「我最近青春痘長很多，看皮膚科也沒效，大家都說是新陳代謝的問題，為什麼有些新陳代謝科醫師不幫我看？」

的確長青春痘也是皮膚的新陳代謝有問題引起，與飲食、生活、壓力、內分泌可能有關。如果新陳代謝正常，不但氣色好、膚質也很好。但新陳代謝科醫師是看真正有內分泌疾病如「庫欣氏徵候群」所引起的，但庫欣氏徵候群相當少見，因此以皮膚科醫師的專業也應該會鑑別診斷。所以青春痘還是以皮膚科為診療科別，讓懂得皮膚新陳代謝的皮膚科醫師診療才是最好的。

便秘也是新陳代謝問題

便秘是臨床上很常見的症狀，若便秘就給軟便劑、瀉藥，或是灌腸，這就是治標不治本。引起便秘的新陳代謝問題原因很多，例如有否甲狀腺功能低下？血鈣太高？血鈣太高是副甲狀腺呢？還是多發性骨髓瘤引起呢？是鉀離子太低嗎？…是大腸癌阻塞，是藥物引起嗎？是飲食習慣纖維太少嗎？是水分不足嗎？…其實若不深究症狀背後的問題，就是不能真正解決患者的病痛。

結論

有生命就有新陳代謝，新陳代謝的運作，如同醫療團隊在體內，時時守護身體的健康，若不珍惜這寶貴的新陳代謝，還以糟蹋身體的生活方式，必定會埋下病根，有朝一日後悔莫及。**唯有節制飲食、天天運動、保持心情愉快才是健康之道。**

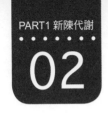

促進新陳代謝
抗老化

無可避免的老化！

生命無可避免逐漸老化，也伴隨許多老化的現象和疾病。世人追求養生之道就是在尋求如何延緩老化，讓皮膚保持年輕、骨骼不疏鬆，也沒有代謝症候群（肥胖、糖尿病、高血壓、高血脂）？甚至癌症也不發生呢？到底抗老化如何達到的？其實醫學界也如火如荼進行研究如何抗老化和啟動好的代謝維持年輕健康的狀態。

新陳代謝增加真的比較好嗎？

一位資深新聞主播以一句「讓我們繼續看下去吧！」的經典台詞再度走紅，且代言許多產品，其中有為某品牌「床」的廣告，強調使用此「床」，睡覺時可以讓體溫上升，因此促進了新陳代謝。許多類似這樣的廣告，斷章取義，是沒有實證觀念的說詞。睡覺時體溫上升，新陳代謝增加真的比較好嗎？可以比較好睡嗎？比較健康嗎？其實以甲狀腺機能亢進為例，新陳代謝是促進了，而且有體溫上升、流汗、心跳快，但腸蠕動增加而大便次數增加，神經細胞太興奮而失眠、緊張、手抖…等症狀不一而足，而且體重快速下降，這樣的促進新陳代謝是疾病，反而是需要治療才行。

運動促進 AMPK 的機轉

運動是公認可以促進很好的新陳代謝。運動時身體會分泌交感神經素、生長激素、腎上腺素、促進胰島素作用、糖類代謝、燃燒脂肪，長期運動也可改善代謝症候群、肥胖、糖尿病、高血壓、高血脂…等。運動時身體會分泌交感神經素、生長激素、腎上腺素，可提升血糖、血壓，應付運動時所需，對人體是好的。但壓力狀況時同樣也會促進交感神經素、腎上腺素的分泌，卻對人體不好，因為長期提升血糖、血壓，又沒有消耗能量、燃燒脂肪，因此可能會導致腹部肥胖，引起代謝症候群。人體的新陳代謝非常複雜，環環相扣巧妙的反應內外環境需求。如何引導出最健康的新陳代謝呢？現代人引起健康的問題是飲食過量，飲食中的碳水化合物、油脂、蛋白質是能量的來源，在代謝的過程將能量貯存於三磷酸腺苷（ATP）（如圖一）。在生理活動中將 ATP 中的能量釋放出來而還原成單磷酸腺苷（AMP），若每天攝入的能量超過生理活動或運動消耗的能量，則影響油脂、醣類代謝而引起肥胖、糖尿病等。目前研究抗老化研究發現，最重要的是運動能促進 AMPK 的機轉（如圖二）。AMPK 即 AMP——Activated Protein Kinase 是 AMP（單磷酸腺苷）活化蛋白酶，是一種能量感受物質，在運動時可活化，進而啟動 SIRT1 即 Silent information regulation T1，被認為是一種調

控壽命的相關蛋白，對能量代謝調節很重要。AMPK 的機轉是促進新陳代謝且燃燒脂肪，並啟動許多好的生理反應，而被認為是抗老化的機轉，可預防骨骼疏鬆、組織纖維化、肥胖、糖尿病、高血壓、高血脂、心血管疾病和癌症。

 能量代謝簡示圖

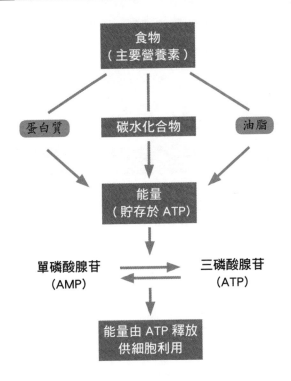

節食也會促進 AMPK 的機轉

生長激素是促進成長很重要的荷爾蒙,有足夠的生長激素分泌才能維持兒童的骨骼發育及身高成長,在禁食空腹時、運動時及睡眠時皆可刺激生長激素的分泌,而糖分及壓力會抑制。提供快樂的環境鼓勵兒童運動,才會發育正常,而且不要一昧給予零食或含糖飲料,反而抑制生長激素,因此適當的節食反而可促進生長激素的刺激。而且適當的節食也可以與運動一樣,因能量的消耗,而提升 AMP 與 ATP 的比值,進而促進 AMPK 的機轉達到抗老化的代謝（如圖二）。

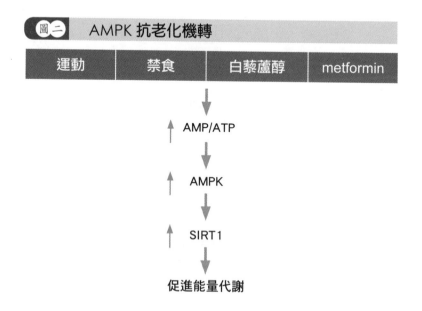

圖二　AMPK 抗老化機轉

運動	禁食	白藜蘆醇	metformin

↑ AMP/ATP

↑ AMPK

↑ SIRT1

促進能量代謝

植物性食物的重要性

多食植物性食物或甚至素食主義是許多人追求健康的方法之一。有人強調洋蔥很好、有人強調大蒜很好、有人強調咖哩很好、有人強調苦瓜很好…等，不一而足。的確植物性的食物有許多對人體有益而且不可或缺的物質，例如維生素、纖維、多醣體、多酚類，透過這些物質的補充，也的確可以改善代謝。疾病如糖尿病、高血壓、肥胖等，以及心臟病、中風，甚至與癌症的發生也息息相關。植物有許多特殊成分如葡萄的皮含有白藜蘆醇，是抗氧化物，也有類似促進能量的消耗，進而促進 AMPK 的機轉。

結論

歸根究底，促進好的新陳代謝就是要運動，飲食要節制，多食植物性的食物，進而促進 AMPK 達到抗老化的代謝，這也是許多不同養生方法的共同之處吧！

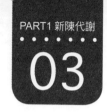

03 何種運動最好？

不運動也能減肥嗎？

　　有許多產品標榜不運動也能減肥，其實都是加了減肥藥的效果，但有些非法減肥藥會引起副作用才被禁用。任何產品就算可以減重，卻失了健康，得不償失，也不可使用。曾有日本的電視節目標榜不用藥物，不運動也能減肥，的確吸引很多人注意，提高了收視率。原來說穿了是多做家事，如洗廁所、拖地板、作園藝，這些活動其實也和運動一樣，可以消耗能量，促進好的新陳代謝，所以不運動、不吃藥也能減肥就是多做家事。減肥一定要飲食節制，再加運動才是健康且有效的方法。

走路是很好的運動嗎？

　　坊間有一本書，以全部的篇幅說明走路是最好的運動，的確走路是被推薦最好的運動，但是不是最好？可能因人因時因地而不同。

　　太極拳、甩手、外丹功、氣功、慢跑、快走、跳舞、打球、重量訓練、爬山、健行、游泳各種運動不一而足，都有人推薦，但有時也不是絕對健康的，例如在馬路旁走路，大量吸

入汽車廢氣應該不好，卻也是很多人如此在走路。其實什麼運動最好？要因人而異，選擇綠色環境、空氣品質好的地方進行，也要考慮運動時間、頻率、強度和方式等。

何時運動比較好？飯前還是飯後？

「什麼時間運動比較好呢？」「飯前還是飯後比較可以減肥呢？」如果了解基本的代謝原則就簡單了，因為運動時先消耗醣類，大約運動 20 ～ 30 分鐘後才會啟動脂肪的代謝。但於飯前運動時，因此時身上的醣類貯存已較低，更易耗盡，由此推論，而較易啟動脂肪的分解而達到減肥的目的，但會低血糖，有些人可能不適合。例如糖尿病患者則建議飯後 1 小時比較好，可降飯後血糖且比較不會低血糖，下午或晚上也要小心遲發的半夜低血糖。

運動強度愈強愈好嗎？

運動強度太強的運動往往也是無氧運動，無氧運動產生無氧代謝，無氧代謝會產生乳酸和較少的能量（三磷酸腺苷，ATP）（如下圖），乳酸也引起肌肉痠痛，此種無氧運動也比較不會持續和燃燒脂肪，故對控制體重以有氧運動較適合。

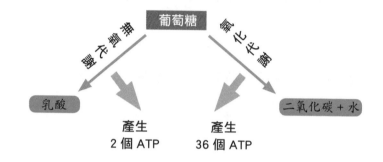

圖 有氧代謝及無氧代謝

葡萄糖

無氧代謝 → 乳酸

氧化代謝 → 二氧化碳 + 水

產生
2 個 ATP

產生
36 個 ATP

運動是一次長時間還是多次短時間好？

雖說運動 20 ～ 30 分鐘後才會啟動脂肪的代謝，忙碌的現代人，往往抽不出 1 小時連續運動，如果每次 5 分鐘，多幾次可以嗎？的確有國外之研究指出，在同樣運動強度及總運動時間下，每 30 分鐘就做 5 分鐘運動，比連續運動效果更好，且更有效率的脂肪代謝。根據這研究，忙碌的人或糖尿病患者，每次 5 分鐘，多做幾次運動也許效果較好，且血糖高低起伏的差距較小，較為穩定。

每週運動三次就可以了嗎？

學會或醫師都會建議病人，要每週運動 3 次、每次 30 分鐘就有統計學上意義，對於忙碌的人可以每週運動 3 次、每次 30 分鐘已難能可貴。但依糖尿病控制要求要定時定量，應以「每天」為單位。若以每天的食量固定，而每天運動量不同，血糖高低也會差距較大，使用降血糖藥物，要調整到較精準較難。建議還是每天規律運動較好。

為什麼努力運動，體重就是不減？

有許多人認真的在健身房，用各種器材運動，卻不見得會減重，主要還是飲食也要節制，因為如果每次運動完大吃大喝，就不可能減重。也有人歸咎於運動會增加食欲。其實不然，運動反而會抑制食欲，因此養成好的飲食習慣很重要，運動完以補充水分為主和部分蔬果為原則。另外如果運動方式是重量訓練的運動會使肌肉細胞肥厚，其目的在增加肌肉的力量和外觀的健壯以及增加骨質密度，雖然有研究顯示重量訓練的運動也可減肥，但對於只想塑身減肥不想肌肉健壯的女性也許並不適合重量訓練，此時應以促進心肺功能的有氧運動如走路、太極拳、舞蹈、慢跑、騎自行車…等為主。

不過慢跑、騎自行車若太激烈還是會促進肌肉健壯肥大。有氧運動大約運動 20 ～ 30 分鐘後可啟動脂肪的代謝，或短時間多次為原則，而且總運動消耗卡路里也要顯著才會有些效果。

結論

其實什麼運動最好要因人而異，選擇自己最可行的，量力而為、循序漸進、持之以恆，全身大小關節肌肉都能運動得到，並且是在空氣好、公園綠地中進行最佳。

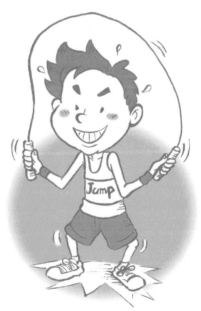

＊持之以恆，每個關節都要運動到

自律神經失調與疾病

搞定自律神經，一切 OK！

坊間有醫療保健書籍宣稱許多大大小小的疾病，舉凡胸痛、胸悶、心悸、腸躁症、消化性潰瘍、頭痛、頭暈、倦怠、恐慌、焦慮、失眠…都是自律神經失調引起，只要搞定自律神經，就一切 OK！真是如此嗎？其實自律神經就是自主神經包括交感神經及副交感神經。

所謂自主神經就是身體自發性的分泌與調節，主要是控制身體的自然反應，如心跳、呼吸、腸蠕動、膀胱收縮、流汗、臉潮紅…等。

自律神經失調是疾病表徵

身體的不適的確包含許多自律神經的失調現象，以胸悶、心悸、呼吸困難而言，是很常見的情況，但這些症狀可以是心肌梗塞、狹心症、或恐慌症、焦慮症、恐懼症，也可以是甲狀腺機能亢進的表現，這些疾病都有交感神經亢奮之情形，因此自律神經失調可能代表身體疾病的一種表徵，要尋求醫師確定診斷。例如甲狀腺機能亢進表現的焦慮、心悸等症狀，只要治療好甲狀腺，自律神經的失調症狀，自然改善。若是心肌梗塞更是急症不容疏忽。

壓力與代謝症候群

自律神經是不由自主的反應，針對外在環境壓力或內在的身體狀況的生理反應之一。但長期壓力引起交感神經的亢奮的確會引起代謝症候群，如高血糖、高血壓、腹部肥胖等症狀。但這也是現代生活方式不得已的痛，許多人為了工作生活，承受許多壓力，長期下來也慢慢形成代謝症候群。等到中老年時各種疾病上身才後悔的說：「我願意用一切財富換回我的健康。」卻為時已晚。

壓力與免疫系統

腦神經、心理情緒、內分泌及免疫系統習習相關。壓力除引起交感神經的亢奮，也會引起「下視丘—腦下垂腺—腎上腺」反應上升，腎上腺皮質素有抗發炎之作用，但長期上升會抑制免疫細胞，進而影響免疫功能，因此容易感染或引起內分泌及免疫系統疾病。

結論

總之，一旦察覺有自律神經失調，因以此為潛在問題的表徵，要尋求專科醫師確定診斷，對於長期壓力而引起之自律神經失調和「下視丘—腦下垂腺—腎上腺」反應上升，要儘早體悟壓力所在，尋求放鬆且健康的生活方式。

05 自體免疫異常引起之內分泌疾病

自體免疫與內分泌

　　一位年輕女性因甲狀腺機能低下，就診時問說：「我這是自體免疫的病嗎？是不是和紅斑性狼瘡一樣？」的確她的甲狀腺機能低下是自體免疫所引起而導致甲狀腺細胞破壞，分泌甲狀腺素不足而引起，但與紅斑性狼瘡是不同的自體免疫疾病。

何謂自體免疫疾病？

　　人體為維護健康，防禦外來的細菌或病毒，有一套各司其職的免疫細胞，形成很好的免疫系統，但這套系統因潛在體質基因及外在環境的影響，引發出自己的免疫細胞或抗體對抗自己的器官、組織而致病（如下圖）。甲狀腺機能亢進是自體產生的抗體刺激甲狀腺的組織引起增生及分泌過多的甲狀腺素而致病。自體免疫的疾病可以分為好幾種不同型態，例如一般過敏、蕁麻疹就是第一型反應，而紅斑性狼瘡是自體的抗體與抗原結合成免疫複合物攻擊血管引起血管炎，而血管炎在臉部皮膚形成臉部皮膚紅斑而命名，是第三型反應。

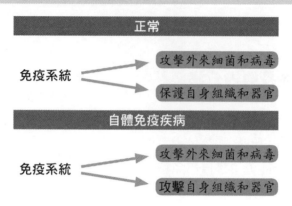

圖　自體免疫疾病機轉

自體免疫內分泌疾病

自體免疫的內分泌疾病就是自身的抗體影響自己的內分泌腺體而發病。最常見就是凸眼性甲狀腺機能亢進和引起甲狀腺功能低下的橋本氏甲狀腺炎。除甲狀腺外，第一型糖尿病、腎上腺、副甲狀腺、腦下垂體、性腺都可能發生，若多重內分泌腺體受影響則稱為多重腺體自體免疫疾病。

皮膚白斑症也是自體免疫疾病，有時也會一併出現，因此有白斑症時也會更加注意此一情況。

結論

總之自體免疫的內分泌疾病一經診斷，治療並不困難，通常是不足予以補充荷爾蒙，也不必用免疫抑制劑如類固醇治療，因此也不會有治療的副作用。

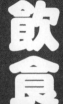

PART
2

飲食

01

追求健康
從快樂飲食開始

藥補不如食補，食補不如氣補

學氣功時師父常說：「藥補不如食補，食補不如氣補。」以醫師的看法的確也是如此：「用藥時就是要精準，該用才用，能少則少；健康就是要先注意飲食，還要運動，也要心平氣和，培養好的氣，好的氣就是好的修養和樂觀情緒。」

許多人來看診，就是想用心認真的學習飲食的療法，但聽完營養師的飲食指導後卻說：「這怎麼可能！」「這樣吃會餓死！」「我活動量很大，飯量很大，一碗飯怎麼夠！」等，其實營養師的指導沒有錯，只是每個人的身體狀況、生活背景、工作情形，還有個性都不同，若是被強迫的制式化飲食，如此人生有何意義？

因此並不是一指導就要馬上執行到位，可以有些拉扯的。更何況人有許多的快樂和愛是透過食物來感受的，快樂的享受食物，也不必因病被剝奪的。唯有瞭解食物基本概念及選擇原則，當為人生重要必須學習的課程，才能每日以快樂的心情，來享受每一餐食物。

大營養成分與微營養成分

　　人體新陳代謝每日所需的營養成分，可分**大營養成分**（macronutrient），即碳水化合物、蛋白質和脂肪，熱量的來源，就是由這些營養素所提供，熱量攝取超過代謝的消耗就會胖，反之攝取不足體重就下降。另外食物中含有**微營養成分**（micronutrient）如維生素、礦物質、微量元素、纖維、多醣體、植物醇類，都是維持正常代謝很重要元素，因此飲食也要確保這些元素能足夠攝取。

　　營養學專家為讓一般人包括小學生瞭解如何健康的飲食，將食物分為六大類——1. 主食類、2. 蛋白質類、3. 油脂類、4. 奶類、5. 青菜、6. 水果類，只要把握各類食物的量及原則就是好的飲食療法。

　　1. **主食類**：包括米、小麥、玉米、馬鈴薯、五穀根莖類，主食類主要是提供碳水化合物的熱量及維生素、纖維和礦物質，若是精緻的白米則含有維生素缺乏和纖維攝取不足的問題，因此主食類的建議就是要全穀類較好。許多家庭因小孩緣故，不吃五穀米或糙米，只吃白米，其實這是錯誤的觀念，以全穀類為主食應全家都吃才好，由成年人帶領小孩健康的生活方式才對，因主食類提供熱量，若太多還是會轉換成脂肪，因此還是適量為原則，若原本飯量大者應逐步遞減，慢慢養成新的食量。

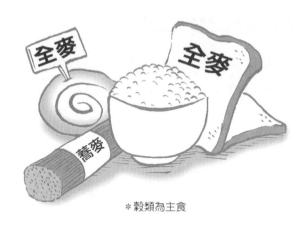

＊穀類為主食

2. 蛋白質類：主要來源是肉類（豬肉、牛肉、雞肉、鴨肉、魚）、海鮮、蛋等，植物來源主要是黃豆及其製品如豆腐等。蛋白質是體內新陳代謝很重要的營養素，尤其是生長的兒童、或重病的感染、燙傷，需要蛋白質來補充新生的組織，但一般人或糖尿病患者並不需要高蛋白食品或配方，尤其是糖尿病腎病變時更要以低蛋白質飲食來延緩腎病變惡化，另外肉類也是維生素 B_{12} 及鐵質的來源，針對素食者要注意可能有維生素 B_{12} 缺乏及貧血的問題。

3. 油脂類：油脂有沙拉油、花生油、豬油等，油脂提供熱量、必需脂肪酸及脂溶性維生素的吸收，但一般建議少量為原則，油的來源以植物性較好，尤其是富單元不飽和脂肪酸的橄欖油常被建議使用，或以多食堅果類食物替代一般用油。

動物的油以魚油較好，因此鼓勵多食用魚類。牛肉、豬肉就算是瘦肉部分還是會有飽和脂肪酸，有讓膽固醇上升的不良作用，因此建議少用。

4. 奶類：乳製品有牛奶、乳酪、發酵乳、優格等乳製品可提供乳清蛋白、鈣質、維生素，也是很好的食物，一般建議以低脂牛奶較好，或以乳酸菌發酵成發酵乳、優格較好，但市售成品添加太多糖並不適合，若自製優格不另加糖食用則不錯。

5. 蔬菜類：因較無熱量，可以較大量的攝取，以提供足夠的纖維、維生素、礦物質、微量元素等。

6. 水果類：水果類與青菜相同，有許多纖維、維生素、礦物質及微量元素，也要攝取，但因含醣類，建議適量即可，或作為點心、或為運動前後的補充。一般建議糖尿病患者以兩份為原則，每份約一個柳丁（或拳頭）大小的量。

結論

　　良好的飲食習慣是健康的基礎，對於營養學的知識愈豐富，愈容易拿捏什麼食物應該如何吃較健康，生活上也會較自由、較便利，不會道聽塗說，反而更能享受較清淡簡單的料理和食物的原味，成為快樂的美食家。

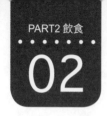

02 日常生活中常見的五個問題

診療之間 Q&A

病人問：「最近血糖一直不降，為什麼？」

醫師問：「您最近飲食有問題嗎？」

病人答：「沒問題，只是血糖不理想，不過我不想加藥喔！」

Q&A1

醫師再問：「您吃白米還是糙米？還是五穀米？」

病人答：「白米。」

Q&A2

醫師問：「您有多吃青菜嗎？」

病人答：「沒有，青菜很貴耶」或「外食很少青菜。」

Q&A3

醫師問：「您有運動嗎？」

病人答：「我沒有時間運動。」

Q&A4

醫師問：「您有少吃肉嗎？」

病人答：「我喜歡吃肉，沒肉不行。」

Q&A5

醫師問：「晴天時有日曬嗎？」

病人答：「我早出晚歸，難得見到太陽，怎麼曬？」

其實這就是一般正常人的生活型態，但面對糖尿病和代謝症候群以及避免併發症和維持長期的健康，還是得面對以下五個問題，瞭解其重要性，儘早體悟，下定決心去執行。由得過且過的態度，進級到積極重視的生活方式。若不改變態度，也不加藥，血糖如何進步、穩定？

一、全穀類主食

白米是目前國人的最常食用的主食，大部分家庭、餐廳也是以白米為主，而且大部分的人似乎未因食用白米而有明顯健康問題，但對於糖尿病患者及重視健康的人應以全穀類的糙米或其它穀類為主食，因精緻白米將米的重要營養精華去除，例如維生素 B 群及纖維。這些營養素對於糖類代謝及腸道功能是很重要的，糖尿病患者因由腎臟排出較多維生素 B_1，因此只吃白米長期對身體的影響可能容易維生素 B_1 缺乏，無法自知易被疏忽或診斷。

二、蔬菜類食物

　　雖然從小被教導要多吃青菜，但許多上班族因不方便自己料理，或個人喜好等問題，攝取蔬菜類，變成極度困難的事。然而，每天 5 份以上的青菜可以提供維生素、纖維、抗氧化物，甚至改變腸道細菌與體重的控制。纖維對血糖、血脂的代謝較好，血糖的控制也較穩定，上下起伏較小。

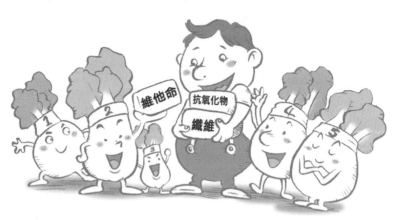

＊每日五份以上的青菜

三、紅肉類食物

　　過量食用肉類也伴隨吃了許多脂肪，這是與肥胖、血糖上升，甚至大腸癌都有相關性，因此要節制紅肉類（如牛肉、羊肉、豬肉）的攝食量，一般建議一週不要超過 500 公克，或每天約一片手掌大的量，不要過量。

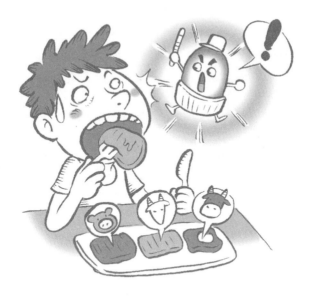

＊控制紅肉類的攝食量

四、運動

　　大家都知道運動很重要，但卻因外在事務的牽絆，或內在的習性，只能知而不行，唯有痛下決心訂定目標，每日執行，身體的健康才能與日俱增。

五、日曬

　　建議日曬是維生素D的主要來源，由陽光的照射人體製造而來，肥胖、糖尿病較易不足，因此應把握時間，於晴天時短時間曝曬，可以提昇身體骨骼及其它代謝的改善。維生素D缺乏會胰島素抗性和抑制胰島素分泌。

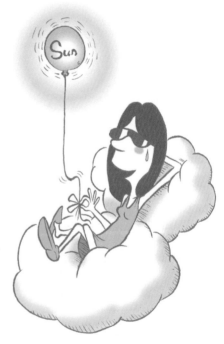

*日曬，提昇身體骨骼及其它代謝的改善

03 地中海飲食

什麼是地中海飲食？

　　希臘、西班牙、義大利等國家的飲食方式為地中海的飲食，屬於較健康的方式，可以參考。地中海飲食的方式，是以富含橄欖油、麵包、水果、堅果、青菜和穀類，適量魚和禽肉，且較少的乳製品、紅肉、加工肉製品與甜食，並以適量紅酒佐餐。

地中海飲食的研究結果

　　許多研究發現，這種地中海飲食的方式雖然油脂的比例較高，但卻較少發生代謝症候群、糖尿病、甚至心血管的疾病。另外地中海的飲食方式對新診斷糖尿病患者較可預防糖尿病進到需要用藥的程度，且對降低糖化血色素、血壓及血脂效果較佳。另外以添加橄欖油取代碳水化合物對糖尿病患者血糖及血脂的代謝較好，而被應用於糖尿病患者的管灌配方，予以添加橄欖油。

增加橄欖油和增加堅果比較好

　　原本東西方飲食習慣不同沒有孰是孰非，但英美西方飲食油脂比例較高較易得到心臟病，而東方人是低油但碳水化

合物比例較高，心臟病較少。但有研究將心臟病高危險的人分三組以地中海的飲食方式增加初榨橄欖油、增加堅果和減少油脂以低油飲食方式比較顯示，增加初榨橄欖油、增加堅果比低油飲食方式較可以預防中風和心血管的疾病。

結論

總之，橄欖油和堅果的油對人體有益，而動物油與飽和脂肪對人體有害應減少。對於國人飲食習慣由原本低油高碳水化合物的飲食傾向英美西方飲食高動物油與飽和脂肪的食物，健康堪虞。國人應學習地中海飲食的優點，除了增加橄欖油、增加堅果外要食用大量不同的青菜，少紅肉和加工肉製品，以及食用全穀類，避免精製白米或麵粉，藉以攝取到豐富的維生素與纖維。另外充滿陽光較休閒的生活方式，也是地中海飲食較健康值得學習的。

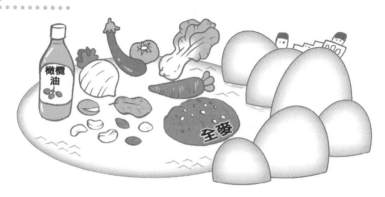

＊地中海飲食

腸內細菌與肥胖

腸內細菌與健康

　　腸內細菌與健康息息相關，有充分足夠的腸內益菌可以保護身體對抗壞菌、分解毒素、提昇免疫力，提供維生素、微量元素及分解纖維素成短鏈脂肪酸，可提供腸細胞很好的營養成分，讓腸胃功能更好。

腸內細菌與肥胖

　　腸內細菌與肥胖有關是在二〇〇六年美國華盛頓大學的一些學者，在《Nature》期刊發表了幾篇研究後，才引起廣泛注意。這些研究觀察到肥胖者與精瘦者其腸內細菌不同，但減肥後細菌卻變成與精瘦者相同，老鼠研究亦同。若將肥胖的老鼠腸內細菌或精瘦者的老鼠腸內細菌移植入無菌的老鼠體內，也會導致肥瘦不同。因此有些人減肥很成功，一下就減了許多公斤。但許多人想減肥卻很難，可能與體內好菌不足有關。

腸內細菌對體重影響之機轉

　　至於腸內細菌不同如何引起體重之影響？其機轉很複雜，但簡單說是與細菌能分解纖維和多醣體有關。進而影響

食欲，能量平衡及脂肪堆積。餵食高纖飲食會增加好菌，較不會堆積脂肪。反之餵食高脂飲食會增加壞菌，低程度慢性發炎（low grade inflammation）等不良反應而較會堆積脂肪。

補充益生菌（乳酸菌）可減肥嗎？

市面上有以益生菌誇大稱為消脂菌可減肥。其實目前益生菌（probiotics），即乳酸菌。臨床研究細菌對體重之影響就是以乳酸菌為主或益生菌促生物質（Prebiotics）等。動物研究補充益生菌可改善脂肪肝。但對人類臨床研究補充益生菌或益生菌促生物質（Prebiotics）而減肥的研究並不多，且效果不顯著。因此目前只認為補充益生菌或益生菌促生物質（Prebiotics）應可以改善腸內細菌預防肥胖，且應無減肥的效果。

Akkermansia muciniphila 細菌的研究

最近有學者研究發現，Akkermansia muciniphila 此細菌可以有效預防肥胖。Akkermansia muciniphila 此細菌屬於微疣菌門（Verrucomicrobia），在小腸黏液層被找到的，為厭氧菌，大約占腸內細菌 3 ～ 5%，可以有效利用小腸黏液為

養分。且肥胖的人或野鼠 Akkermansia muciniphila 此細菌的菌數會下降。以動物實驗發現補充 Akkermansia muciniphila 此細菌可減少餵食高脂飲食動物體內所增加之脂肪。也就是說 Akkermansia muciniphila 此細菌有預防肥胖的效果，可能對人類健康有深遠和舉足輕重之影響。

結論

改善腸內細菌預防肥胖是現代人重要課題，至於如何增加腸內益菌？除了補充乳酸菌製劑，從食物中如優格（Yogurt），還可以補充益生菌促生物質（Prebiotics），如含多醣體的洋蔥、大蒜等植物性的食物。讓體內有多而活躍的好菌，做好體內環保，體重也較易控制。根據目前研究，也期待將來會有更有效的益生菌，服用之後可以較不會肥胖或代謝症候群。

05 天然酵母麵包和老麵饅頭

何謂天然酵母

「醫師，為什麼麵包要選天然酵母麵包？饅頭則要老麵饅頭？」

麵包和饅頭的製作在傳統方式即為天然醱酵的方式。以前的製作只用麵粉、水、鹽做原料，讓麵糰在自然環境中醱酵。天然醱酵方式除了有酵母菌（yeast）外，也伴隨一些自然的乳酸菌（lactic acid bacteria）。因此傳統的麵包帶有酸味，故又叫做酸麵糰（sourdough）。每次保留老麵糰當為下次的醱酵引子，因此饅頭也叫老麵饅頭。19世紀時因細菌學的發展，而分離出醱酵最快的酵母菌種（Saccharomyces cerevisiae）。這種酵母菌被用在快速醱酵製作麵包，因此稱為麵包酵母（baker yeast）。快速醱酵製作的麵包常會有醱酵的味道，較不優。因此有些麵包製作保留傳統方式作酸麵包，會帶有酸味和自然有機酸的香味。天然醱酵麵包則以培養天然醱酵製作方式較自然有機酸香味但降低酸味。

天然醱酵麵包好處

一般而言，酸麵糰麵包的確有血糖反應較低、所謂低升

糖指數（glycemic index，GI）的好處，且胰島素的反應也較低，抗性澱粉較高。另外，發酵的過程產生有機酸，而有機酸可以延長胃排空時間，減緩澱粉分解，及改善血糖。

　　市面上標榜天然酵母的麵包和老麵饅頭，其實差異會很大，光醱酵時間長短、溫度、與老麵（保留菌種的麵糰）比例，產生的有機酸程度都會影響其效果。至於如何辨別真正天然酵母的麵包和老麵饅頭，且接近酸麵糰麵包？根據有乳酸菌醱酵的麵包，會較紮實帶有酸性的口感及香味，可以參考。

全麥麵包比白麵包好

　　另外雖然酸麵糰發酵的白麵包亦有其效果，但還是建議全麥類纖維高的麵包更優，因為其纖維對血糖亦有幫助。全穀類除纖維外還有維生素、礦物質對健康較好。

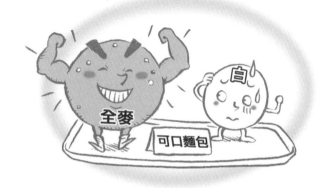

＊全麥比白麵包好

認識低升糖指數（低 GI）食物

含糖分或澱粉的食物在進食後會引起血糖值的上升，升糖指數（Glycemic Index， GI）是與葡萄糖或白吐司血糖值的上升為基礎比較。因此有葡萄糖為指數 100 或白吐司為指數 100 兩套指數。較常用與葡萄糖相比，即葡萄糖為 100 則白吐司升糖指數為 70 左右。

一般而言，以葡萄糖為基準的分法，只要超過白吐司 70 即為高升糖指數食物。

小於 70 以下為中低升糖指數，是較好的選擇。低升糖指數的食物有燕麥、大麥、豆類（如紅豆、綠豆）、扁豆、豆莢、義大利麵（pasta）、裸麥麵包。一般而言，含纖維較多會較低，全穀類也比精緻穀類低，如全麥麵包比白麵包好、糙米比白米好，烹煮方式也會影響，如稀飯烹煮較久水分較多，就比乾飯血糖上升較快、下降也較快，不適合糖尿病患者，最好是低升糖指數（低 GI），血糖緩慢上升、緩慢下降，血糖較平穩也較不會低血糖。反之如義大利麵或西班牙飯其麵心及米心有點生硬而升糖指數也會較低。

低升糖指數（低 GI）食物是較健康的食物，是一種可以參考的原則。

認識抗性澱粉（Resistant Starch）

　　抗性澱粉主要是能抗拒澱粉水解酵素的作用而稱之。因此其好處有如膳食纖維或多醣體一樣，可以減緩血糖及胰島素之上升，甚至對血脂肪也有幫忙。因此食物含抗性澱粉較高應該較好，如同膳食纖維較多較好一樣。

　　抗性澱粉存在豆類和全穀類，或生的馬鈴薯其中的澱粉顆粒，或是含直鏈澱粉（Amylose）多的食物，含澱粉的食物處理方式也會引起抗性澱粉之增減，例如冷飯比熱飯高、天然發酵的酸麵包也較高。

　　不過目前醫學上並不會刻意考量抗性澱粉的多寡作為選擇食物的參考，還是依一般健康飲食的方式，以全穀類、高纖、多蔬果為原則。

06 我可以喝咖啡嗎？

咖啡可降血糖及預防糖尿病

星巴克、7─ELEVEN 到處都是，享用咖啡已是現代人生活的一部分，喝咖啡的人，從年輕人到老年人都有，但有糖尿病的人卻會問：「咖啡可以喝嗎？」

其實咖啡對血糖的好處及預防糖尿病的作用應該是很確定的。有些流行病學研究顯示，喝咖啡可預防糖尿病的發生。因為咖啡含鎂、木酚素（木質素）（lignan）、綠原酸（chlorogenic acid），這些物質有抗氧化作用，也可改善胰島素抗性作用，且在動物試驗可下降糖的吸收及降低糖耐受試驗時血糖的上升。

另外咖啡也可下降鐵質的吸收與儲存，降低鐵過量儲存於體內也間接對降低糖尿病的發生。

咖啡的副作用

喝咖啡的缺點是可能引起鈣質流失，導致骨質疏鬆。還有因為咖啡中的咖啡因（caffeine）對腦部中樞神經有刺激之

作用，較常見的現象就是心悸、睡不著、利尿，且長期使用有成癮及戒斷之症狀，甚而影響學習及記憶的功能，因此咖啡就算對血糖有改善，仍然只建議適量少量飲用為宜。

結論

下次如果有人問：「咖啡可以喝嗎？」

我回答是：「當然可以喝，最好不要加糖、加奶精，加點肉桂還不錯，肉桂可以降血糖，對脂肪的代謝也不錯，量夠的話還可以減肥。」

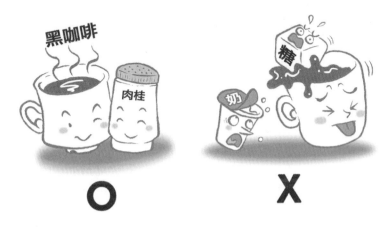

＊黑咖啡加肉桂粉最好，而不要加糖、加奶精

PART

3

糖尿病

01 糖尿病 整合性照護

糖尿病診斷標準

糖尿病的診斷（如表）。此診斷標準中，葡萄糖耐受試驗血糖超過 200 mg/dl 或高血糖超過 200 mg/dl 且明顯多尿、口渴、體重減輕即可一次數據就診斷糖尿病，其餘診斷數據若無症狀者，應以二項或二次異常為診斷標準。

其實糖尿病前或早期階段的血糖異常時好時壞，可因飲食生活型態的改善而改善，反之，飲食不節制且不運動，血糖異常會逐漸上升終至確定明顯糖尿病而需要更積極的藥物治療。

表　糖尿病診斷

	正常	糖尿病前期	糖尿病
飯前血糖（mg/dl）	<100	100 ～ 125	≥ 126
飯後血糖或葡萄糖耐受試驗（mg/dl）	<140	140 ～ 199	≥ 200
糖化血色素（％）	<5.6	5.7 ～ 6.4	≥ 6.5

糖尿病的特色

　　糖尿病是糖分代謝問題引起血糖太高、尿糖和相關併發症，而且糖尿病的特色是每個人病情輕重緩急、差異性很大。

　　糖尿病常併有高血壓、高血脂，所謂代謝症候群。也可因控制不良引起糖尿病神經病變、視網膜病變、腎病變、足部病變、心臟病、中風等嚴重併發症（如圖）。

圖　糖尿病慢性併發症

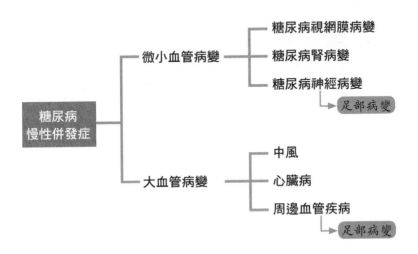

認識代謝症候群

代謝症候群是最常見的現代文明病，其診斷的標準為以下 5 項危險因子中，包含 3 項或以上者，即可判定為代謝症候群：

1. **腹部肥胖**：腰圍——男性 ≧ 90 cm，女性 ≧ 80 cm

2. **血壓**：收縮血壓 ≧ 130 mmHg 或舒張血壓 ≧ 85 mmHg

3. **膽固醇**：高密度脂蛋白膽固醇——男性 <40 mg/dl、女性 <50 mg/dl

4. **血糖**：空腹血糖值 ≧ 100 mg/dl

5. **三酸甘油酯** ≧ 150 mg/dl

代謝症候群與遺傳有關，這種體質為適應艱困環境、較能有效利用和儲存能量。台塑企業創辦人所提「瘦鵝理論」就是觀察到此現象，戰後生活艱困，能適應此環境存活的鵝，雖然瘦瘦的，但體質好，很容意養成胖胖的鵝，而且此體質還會遺傳。有些國家原住民或家族也有此體質，但現代文明社會食物取得容易，又運動少很容易發展而成肥胖、高血壓、血脂異常。

　　糖尿病患也可因血糖太高引起急性併發症，如**糖尿病酮酸中毒**（即因爲體內的胰島素不足，無法分解利用葡萄糖，而以分解脂肪做爲能量來源，因而產生酮體。酮體會逐漸上升而後至危險的酸中毒。好發於第1型糖尿病患者就是因爲其胰島素明顯不足而引起。第2型糖尿病患者也會發生，但較不常見。就其胰島素比較沒有不足，通常有其他促發因素如嚴重感染時才會發生。）**高血糖高滲透壓狀態**（則好發於老年人、腎功能不全、使用利尿劑、喝含糖飲料、或口渴缺水時無法自行補充水分者，其症狀包括體重減輕、口渴、多尿，脫水、低血壓、心跳快，嚴重時意識混亂、甚至昏迷。因血糖和滲透壓極高，血液很濃稠，導致易中風或心臟衰竭等其他併發症，是必須緊急的醫療狀況。不過只要於急性期處理得當，治療後，只要使用輕微降血糖藥物，甚至不必使用也可維持良好血糖控制。）

　　急性併發症最常見還是因血糖控制過於嚴苛，導致**低血糖**的危險（如圖）。

圖　糖尿病急性併發症

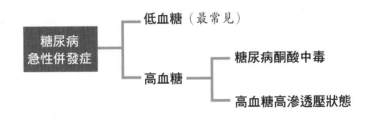

　　此外，糖尿病慢性併發症是慢慢進行，不容易警覺。因此糖尿病的照顧不只是看血糖高低而已，要有預防急性及慢性併發症病變，提昇生活品貿，最佳血糖控制，避免低血糖，需生活型態改變，可能需要自行胰島素注射治療等。

　　因此糖尿病照顧除醫師診治外應有營養師上飲食衛教及衛教師上糖尿病自我整體照顧衛教。另外有合併它科疾病而需跨科的照顧。因此成立糖尿病照護團隊很重要。糖尿病照護團隊應積極持續汲取新知以使患者有最好最新的治療。

糖尿病整合性照護

　　除了糖尿病照護團隊的醫師和護理人員要瞭解糖尿病的整合性照顧，對於糖尿病患者或家屬也應有這樣完整照護的基本概念，歸納以下幾點提供參考：

　　1. 瞭解自己糖尿病的分類：糖尿病發生原因不同，治療方式也會不同，而且病情的進展也不同，因此患者要先知道糖尿病為第 1 型或第 2 型。

　　第 1 型糖尿病為自體免疫疾病，需用胰島素注射，發生的年紀較輕，一般為青少年。而中老年人的糖尿病大都為第 2 型糖尿病，常併有代謝症候群，與飲食過量和缺少運動有關。

2. 要飲食及運動治療：飲食及運動是追求健康的基本要求。糖尿病飲食的控制，講求定時、定量、少油、高纖之原則，是一種健康的飲食方式。當患者或家屬越了解糖尿病飲食的控制就會覺得越自由。而養成運動習慣對血糖、血壓、血脂肪、預防血管硬化及提高心肺功能更是好處多多。

3. 要血糖控制及追蹤：不管使用何種降血糖藥物必注意血糖控制及追蹤。一般以不低血糖為原則儘量將血糖及醣化血色素控制至理想的範圍。糖化血色素是糖分與血色素結合的物質，可作為較長期血糖控制指標。

4. 一併注意血脂異常及高血壓：糖尿病患者有較高心血管疾病的危險性，因此血脂異常及高血壓要積極治療。

5. 應注意糖尿病併發症有無及如何處理：如足部病變、神經病變、視網膜病變、腎病變。

6. 應注意是否還有其它潛在的疾病：因為糖尿病患者也和一般人有同樣的機率併有其它疾病而被疏忽。如肝腎疾患、甲狀腺或其它內分泌異常、甚至癌症，另外維生素 B_1、維生素 B_{12} 和維生素 D 的缺乏也很普遍易疏忽。

糖尿病自我管理衛教 （diabetes self-management education）

　　有些糖尿病患者一聽要上課就避而遠之，推說已上過或都知道了。果真都知道了嗎？糖尿病上課是為達到良好的血糖控制，以減少慢性併發症的發生而發展出一套糖尿病自我管理的衛教，由糖尿病多專業的團隊包括醫師、營養師、衛教師提供以下衛教內容：

1. **提供衛教**使瞭解糖尿病發生的原因及進展以及治療的方式和選擇。
2. 能融入其生活可行性的飲食衛教及運動建議。
3. 用藥常識。
4. 血糖監測及瞭解血糖變化的意義及因應。
5. 預防及瞭解急慢性併發症。
6. 協助發展個人因應其心理壓力或健康行為模式的建立。

　　經由糖尿病多專業的團隊的衛教和照顧有研究顯示的確可以有較好的血糖控制和較少慢性併發症的發生。

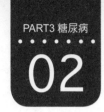

我是第幾型糖尿病？

糖尿病分類

一位年輕男性，體型稍瘦，問說：「我是第幾型糖尿病？」

我說：「是第 1.5 型糖尿病。」

「醫生您是開玩笑嗎？怎麼有這型？」

糖尿病顧名思義就是尿中有糖而命名。以前中醫也是因人會口渴，且體重一直下降，而命名消渴症。但糖尿病其實是胰島素分泌及胰島抗性，也就是胰島素作用有問題，導致血糖太高而發生糖尿病。

但導致胰島素分泌和抗性問題其原因不同，而有不同型態的糖尿病。目前醫學上將糖尿病分為——**第 1 型糖尿病、第 2 型糖尿病、妊娠糖尿病**、其它如特定基因或次發原因引起的糖尿病。糖尿病的分類可以幫忙病程的瞭解及治療方式，但妊娠糖尿病是懷孕時發生的糖尿病，只發生於懷孕女性，則要另外討論。

其它特定原因的糖尿病很少見，屬於專科的探討，一般常見都是第 2 型糖尿病為主，第 1 型糖尿病的比例很少，以青少年為主。

第 1 型糖尿病

第 1 型糖尿病是自體免疫的疾病，自己的免疫反應攻擊自己的胰島細胞導致分泌胰島素的 β 細胞被破壞而無法分泌胰島素，因此需要終生以胰島素注射治療，在沒有胰島素的時期常因酮酸中毒而生命危險，目前胰島素的使用很普遍也很方便，又有健保，且為重大疾病免部分負擔，若診斷為第 1 型糖尿病，其震撼及生活的限制及影響已經比以前減少許多。只要持續胰島素治療，還是可以像一般青少年一樣發展，追求自己的夢想。

第 2 型糖尿病

第 2 型糖尿病的病因是胰島素分泌異常加上胰島素抗性所引起，胰島素分泌異常也是 β 細胞功能異常所引起，但不像第 1 型糖尿病那樣被破壞殆盡而只分泌很少的胰島素或完全檢測不出胰島素，其異常是相對其高血糖的狀況，胰島素分泌較少或反應較慢。

而胰島素抗性則是胰島素的作用較差，因此有時表現其血中基礎值反而較高，或使用胰島素來降血糖的效果較差。不論是胰島素分泌的問題或胰島素抗性都與遺傳及環境中飲食過量、多油、少運動有關，且隨年紀而漸漸明顯，因此第 2 型糖尿病大都是中老年人，且有肥胖、中廣身材為主。少數不胖的第 2 型糖尿病患者，應該是胰島素分泌異常的問題引起為主。

潛伏性成人自體免疫糖尿病（第 1.5 型糖尿病）

有些年輕人不胖，臨床表現又像第 2 型糖尿病，因早期不必使用胰島素也可控制血糖，且不會酮酸中毒。以前因檢測胰島素分泌不易，且未檢測自體免疫之抗胰島細胞抗體，因此成年人的第 1 型糖尿病常常未被檢出，都是等口服降血糖藥物無效後改以胰島素治療。因此針對成年人的第 1 型糖尿病且其自體免疫的破壞胰島 β 細胞的功能進行較慢，另以潛伏性成人自體免疫糖尿病（Latent Autoimmune Diabetes of Adult， LADA）稱之，因仍屬於第 1 型糖尿病，是緩慢進行的第 1 型糖尿病，但臨床表現介於第 1 型及第 2 型糖尿病之間，亦有被稱為 1.5 型糖尿病。因此患者已測 C-peptide 看胰島素的分泌及 GAD 抗體看抗胰島細胞抗體，其結果符合（LADA），雖告知 1.5 型，只是強調其與一般第 1 型糖尿病的不同，但也是自體免疫的糖尿病。

一經診斷自體免疫糖尿病則應積極胰島素治療，可以延緩 β 細胞功能的破壞，保留其殘留 β 細胞分泌胰島素的功能，保留愈多殘留功能，可以分泌較多的胰島素，可以避免血糖的浮動及慢性糖尿病病變。

目前雖有許多研究想盡量讓自體免疫的反應改善，減少 β 細胞的破壞，但大都尚未應用於臨床，有研究顯示維生素 D 的補充亦可改善 β 細胞功能，因維生素 D 的補充較無副作用，似乎可以參考。

表 糖尿病的特徵比較			
分類	第 1 型	潛伏自體免疫型 第 1.5 型糖尿病	第 2 型
發病年紀	青少年	年輕成年	中老年
自體抗體	有	有	無
胰島素 治療時機	發病時	建議一經診斷時	口服降血 糖藥效果 不佳時
胰島素抗性	無	一些	明顯
胰島素分泌	很低	低	不低

結論

　　糖尿病分類的好處是瞭解患者是否為自體免疫性糖尿病。若是，即為第 1 型糖尿病或潛伏性成人自體免疫糖尿病，應早期積極胰島素治療。反之，第 2 型糖尿病則應加強飲食及運動治療，若早期使用口服降血糖藥物，尤其是雙胍類（metformin）為第一線藥物時，可以積極控制好血糖，且較不會有低血糖和體重增加的情況。

03 妊娠糖尿病

認識妊娠糖尿病

挺個大肚子的年輕媽媽到新陳代謝科就診,可能就是妊娠糖尿病了!有些孕婦一聽到糖尿病就在診間哭了。其實妊娠糖尿病就是要篩檢找出有糖尿病體質的孕婦,確定懷孕期間血糖過高需要治療的個案。因此確定為妊娠糖尿病,比不知道會更好,大多數孕婦以飲食控制就可以,少數孕婦需胰島素注射治療,並不會像第 1 型糖尿病那麼辛苦。

妊娠糖尿病,平時血糖正常不會有任何症狀,只表現於懷孕期間,而在生產後大都會自然恢復。為何會在懷孕期間發生?主要因為懷孕中胎盤會分泌荷爾蒙而使血糖升高,大部分孕婦能自我調節而產生更多胰島素加以因應,少數孕婦有糖尿病體質,無法維持正常血糖濃度,產生妊娠糖尿病。

危險因子

那些準媽媽較容易有妊娠糖尿病?一般而言有糖尿病家族史、體型較胖、年紀大、以及前一胎生的胎兒比較大(一般而言妊娠期 36 週 > 3,500 公克或 40 週 > 4,000 公克為巨嬰)等,這些都是妊娠糖尿病的高危險因子。妊娠糖尿病發生原因主要是遺傳體質,本身胰島素作用或胰島素分泌較差,於

懷孕後表現，而造成妊娠糖尿病。但有些因飲食習慣不良，吃多油、多糖以及缺乏運動，都會使體內血糖偏高。

篩檢

妊娠糖尿病並沒有明顯症狀，因此，建議在懷孕 24 至 28 週期間進行篩檢，篩檢目的不只孕婦自己及以後對子女可以多注意正確的飲食、運動及生活習慣，以預防糖尿病的發生。

以前妊娠糖尿病的篩檢分兩個階段——

● **第一階段 50 公克耐糖試驗**：也就是喝 50 公克糖水，1 小時後測血糖，如果血糖超過 140 mg/dL（也有以 130 mg/dL 為標準），就屬於異常，就需作第二階段 100 公克耐糖試驗。

● **第二階段 100 公克耐糖試驗**：即喝 100g 糖水，之前和之後 1 小時、2 小時、3 小時分別抽血，正常值應分別小於 95 mg/dL，180 mg/dL，155 mg/dL，140 mg/dL，結果如果有兩次異常，就能確認是妊娠糖尿病。

目前美國糖尿病學會建議一階段耐糖試驗，即接受一次 75 公克的耐糖試驗。此測試需抽血三次，即喝 75 公克糖水之前和之後 1 小時、2 小時分別抽血，正常值應分別小於 92 mg/dL，180 mg/dL，153 mg/dL，結果如果有 1 次異常，就診斷為妊娠糖尿病。但美國衛生院並不認為要全面改為一階

段 75 公克耐糖試驗，因此一改變妊娠糖尿病發生率將由 5%
上升至 15%。所以臺灣醫界目前應也尚無共識。

表 75 公克葡萄糖耐受試驗	正常	妊娠糖尿病
試驗前血糖	< 92	≥ 92
試驗後 1 小時血糖	< 180	≥ 180
試驗後 2 小時血糖	< 153	≥ 153

註：3 個數據只要 1 個超過即為妊娠糖尿病

治療

篩檢確定後，必須接受營養師的飲食指導，妊娠糖尿病
飲食只要採取較健康的吃法，不必擔心。少數孕婦飲食控制
無法讓血糖達到標準，此時就需考慮注射胰島素。因為血糖
太高會刺激胰島素，以致胎兒比較大，即所謂的巨嬰，生產
時比較困難，併發症機率也較高，甚至將來寶寶得以第二型
糖尿病的機會也比一般人高。有些擔心需要終身施打而加以
排斥，其實大多妊娠糖尿病只需在懷孕期間打胰島素，產後
就正常。

04 個人化的血糖控制

血糖要多高才有症狀?

有些人會說:「糖尿病又沒症狀,為什麼要治療?」血糖要多高才有症狀,則因人而異,有些人較敏感,也許比平時高一點或 200 mg/dL 左右,就感覺較疲倦、肌肉痠痛。也有人血糖已 300 ~ 400 mg/dL,還說沒怎樣沒關係,不想加口服藥也不想打胰島素。其實血糖高引起症狀是與其上升快慢有關,短時期上升很快,通常還是會口渴、尿多、倦怠等症狀,但若是慢慢的上升,可能就沒症狀。同理,血糖下降也是一樣,突然下降很多,雖未達 70 mg/dL 以下,有些人也會有低血糖症狀。而常常處於較低的血糖狀況,更低時卻沒症狀。

國外著名大型流行病學研究指出:糖尿病的控制可以減緩許多糖尿病慢性併發症的發生。糖尿病的控制應以愈早愈好,且只要不低血糖應愈接近正常愈好,而不是以症狀為參考。長期高血糖必然引起糖尿病的併發症。

要不要加藥?

常有報導說國人愛吃藥,這並不正確,其實大多數的人是不愛吃藥的,能少就少,能不吃就不吃。當醫師說血糖

太高要加藥時，是同意？還是再看看呢？血糖控制目標是多少？糖化血色素應該是多少呢？……糖尿病患者輕重緩急的程度差異性很大，血糖影響因素很多，因此目標也不同，血糖控制必須個人化，根據糖尿病患者本身的病況、病史時間、有無併發症、心理情緒狀況、壓力調適情形、面臨的問題、使用的藥物來分析判斷。

表　糖尿病常見第一線用藥

主成分	Metformin　Hcl
商品名	・Glibudon F.C　　・Glucophage
作　用	促進胰島素的作用，以降低血糖，治療糖尿病。
副作用	腹瀉、噁心、嘔吐、脹氣等。
用　法	口服
注　意 事　項	・請定期檢查血糖、糖化血紅素、尿糖、腎功能。 ・於特殊檢查、手術禁食期間應詢問醫師是否需要暫時停藥。 ・忘記服藥，想起時請盡快補服，若已接近下次服藥期間就不用補服，依原來時間服用下次劑量，勿同時服用兩倍劑量。

血糖控制目標

對於發病不久、無併發症者，飲食、運動的加強，再加上口服降血糖藥物（如 metformin），往往劑量不大就可以得到良好的血糖控制，糖化血色素（A1c）目標可為 6.5～7%，而且較不會低血糖，所以要盡早控制；相對的糖尿病的病史已久，再加以使用高劑量口服降血糖藥者，則較難控制，進而要考慮胰島素的使用。還有腎功能不全者易低血糖及其他神經病變、視網膜病變、腸胃功能異常等併發症，血糖起伏很大，讓血糖控制更困難，此時糖化血色素（A1c）8%以下左右即可。

生活型態影響血糖控制

飲食節制、規則運動及良好的生活型態，是控制血糖的基本要求。但對於血糖控制不良的人，不要一昧指責其飲食不控制，應體諒其心理適應及生活型態改變的困難，予以支持及鼓勵。而且應注意臨床上是否有其他潛在疾病引起血糖上升，如甲狀腺機能亢進、感染或少見的生長激素瘤和嗜鉻細胞瘤等。

但追求良好的血糖控制相對的也增加了低血糖的機會，嚴重的低血糖不僅可能導致嚴重腦部損傷成為植物人，甚至

死亡。避免低血糖也是糖尿病患者最重要的課題之一。對於
低血糖衛教要瞭解，發生低血糖時要儘速處理，也要追查潛
在原因。

認識糖化血色素

「糖化血色素」（HbA1c，或 A1c），是指血
糖和血紅素結合而形成。一般紅血球平均壽命大約
為 120 天，因此糖化血色素的濃度，可以反應體內最
近 2 ～ 3 個月的血糖控制情況。糖化血色素的正常值
約為 4 ～ 6%。建議 3 ～ 6 個月測糖化血色素一次，
作糖尿病的血糖控制指標，一般糖化血色素（A1c）
在 7%以下為控制良好。對於發病不久，糖化血色素
（A1c）目標可為 6.5%以下。相對的糖尿病的病史已
久，有併發症者，8%以下左右即可。

二〇〇九年美國糖尿病學會將「糖化血色素」≧
6.5%納入為糖尿病診斷標準之一。雖然糖化血色素可
以反應長期血糖控制，但少數有異常血色素的情況，
糖化血色素與血糖控制並不一致。

05 低血糖

認識低血糖

糖尿病一旦開始接受藥物治療時，必定要注意防範低血糖。因為發生低血糖是相當危險的，嚴重的甚至可能導致植物人或死亡的悲劇。

瞭解低血糖與防範是糖尿病衛教最重要的課程。一般而言，血糖值低於 70 mg/dL 以下或降低至某種程度而產生症狀時，就是低血糖。

症狀

低血糖的症狀可分為──

● **交感神經興奮的症狀**：如心悸、蒼白、冒冷汗、寒顫、饑餓、頭痛、頭暈、易怒、虛弱、疲勞等。

● **中樞神經的症狀**：如反應遲鈍、精神恍惚、注意力不集中、口齒不清等。嚴重如意識喪失、昏迷等。

因交感神經興奮可提升血糖且較有感覺。若交感神經興奮的反應不明顯，就會無警覺性，而直接發生中樞神經細胞缺糖症狀，則相當危險。有些長期病史、嚴格控制血糖者、神經病變者、年老病患、肝腎疾病者等，要特別小心「無警覺性低血糖」。

原因

　　常見原因為降血糖藥物過量、延誤餐飲、腹瀉、嘔吐身體不適未進食，或因運動過度，肝腎疾病者，酒精過量亦會抑制肝臟葡萄糖的製造，造成低血糖。

處理

　　發生低血糖應先處理再送醫治療，把握時機避免導致延誤的後果，甚至昏迷不醒。

　　發生低血糖而意識清醒的患者，應立刻吃糖或含糖食品，如方糖 3 ～ 4 顆、巧克力、汽水或果汁 120 ～ 180 CC。若症狀未改善時，可再吃一次，應立即送醫。若意識障礙且吞嚥困難的患者，可立刻注射升醣素（Glucagon）。

　　患者應該隨身攜帶糖尿病識別卡，一旦發生低血糖意識不清時，別人可以很快確認，及時處理。

預防

　　請定時定量進食三餐和點心、規律運動。使用胰島素及口服降血糖藥物劑量調整要緩和，不可自行增加太多。

　　定期的自我血糖監測。血糖控制良好要小心低血糖發生。隨身攜帶急救方糖，尤其是外出運動或駕駛時。要告知親友於低血糖狀況時，緊急應變的措施。有發生低血糖務必告知醫師研究低血糖的防範。

06

為什麼血糖
這麼不穩定？

不穩定的血糖控制（Brittle control）

「醫師為什麼我的血糖一下飆很高，一下又低血糖，到底要怎樣控制呢？」其實血糖高低因人而異，且隨時在變動，吃的東西不同、血糖也是上上下下，不過正常情況，人體可自我調節，理應不會太高或太低，因此，常常一下太高，又一下太低的血糖起伏，被稱為「不穩定的血糖控制」（Brittle control）。

原因與處理

「不穩定的血糖控制」（Brittle control）這情形，常常是在第 1 型糖尿病或自身胰島素分泌不足，以胰島素治療的患者，因自身調控血糖能力較差。一般低血糖時就會產生升糖的內分泌反應。但這類患者容易過度升糖的內分泌反應引起高血糖。也因胰島素嚴重不足，停止胰島素治療也很快會酮酸中毒。

針對血糖不穩定的患者，因先排除體內潛在有其他肝腎疾病或腎上腺及甲狀腺或其他內分泌疾病所引起，另外，重新檢視患者對胰島素注射的方法是否正確，以及飲食的方式是否有足夠的主食類及纖維，還有注意其運動的方式、時間

是否適合，最好的運動時間是飯後一小時，且不要在晚上，
若能多次輕量短時間的運動較好。

建議

　　若無特殊異常，一般建議都是規律的生活方式，定時定
量，少量多餐為原則，且先避免低血糖，因低血糖會反彈而
成高血糖，胰島素劑量先減再慢慢微調，抓出胰島素總量及
分配的方式。

07 藥物的選擇

糖尿病用藥

一位新診斷的糖尿病患者，給予雙弧類（metformin）治療，病人說：「醫師，您為何給我這藥，有沒有更好的？」……

醫師用藥最主要的考量是依醫學實證用藥，選擇對病人最有利的方式。也會參考糖尿病學會的指引，依第一線、第二線和第三線降血糖藥物來考量。而雙胍類（metformin）就是各國糖尿病學會指引，通常建議第一線降血糖藥物就是雙胍類（metformin）。

第一線降血糖藥物

● **雙胍類（metformin）的優點：**雙胍類（metformin）有其療效，於飯後口服，使用方式簡單，而且較不會體重增加也較不會低血糖。在治療時可以控制好血糖又不會有低血糖的危險。不像某些降血糖藥物（如胰島素磺胺尿素類、美格替耐類等）一旦血糖控制很好就容易造成低血糖，很難將血糖和糖化血色素控制正常。因此雙胍類（metformin）的確是目前最好的第一線降血糖藥物。

最近陸續有許多研究發現，雙胍類（metformin）可啟動如同運動、節食時的抗老化的生理反應，以及抗癌、抗纖維化、抗骨質疏鬆等作用。

表 口服降血糖藥物分類、機轉和副作用

種類	商品名	作用	副作用
雙胍類 （Biguarnide/ Metformin）	・糖克能 ・克醣錠等	減少胃腸 吸收促進	・乳酸中毒 ・腸胃不適 ・維生素 B_{12} 缺乏
磺胺尿素類 （Sulfonylureas）	・瑪爾胰 ・泌樂得 ・代密克龍 ・佑而康…等	刺激胰島 素分泌	・低血糖 ・體重增加
美格替耐類 （Meqlitinides）	・諾和隆 ・使糖立釋	快速刺激 胰島素分 泌及作用 時間較短	・低血糖 ・體重增加
胰島素增敏劑 （Thiazoliclinediones）	・梵蒂雅 ・愛妥糖	增加胰島 素接受體 的敏感性	・體重增加 ・水腫 ・骨質疏鬆 ・注意心臟病、 膀胱癌
α 一葡萄糖苷 酶抑制類	・糖祿錠	減少腸胃 碳水化合 物吸收	・腸胃不適，如 腹漲、排氣等
DPP—4 抑制劑	・佳糖維 ・糖佳雅 ・高糖優適 ・糖漸平…等	增加胰泌素	・上呼吸道感染 ・肌肉痠痛 ・頭痛 ・過敏

● **雙胍類（metformin）的副作用**：藥物終歸是藥物，難免有其可能之副作用，而任何一副作用都應被重視與避免，雙胍類（metformin）的副作用是腸胃不適，建議飯後服用，有些人使用一段時間就會改善，而可繼續使用。另一可能，是維生素 B_{12} 的吸收不良，在臨床上也是醫師會去注意與衡量的。

第二線降血糖藥物

　　一般而言，只有當雙胍類（metformin）藥物治療，無法達到血糖目標值才考慮加上第二線降血糖藥物，或藥物副作用無法使用第一線藥物，才換上第二線降血糖藥物。

　　第二線降血糖藥物例如胰島素、磺胺尿素類、胰島素增敏劑、DPP—4 抑制劑等。第二線降血糖藥物的選擇則是因人而異，根據年齡、胖瘦、病情、腎功能、會不會低血糖等因素考量。一般以較不會低血糖、不會體重增加為較優。

　　第三線用藥其實就是第二線降血糖藥物仍無法達到血糖目標值才又加上再加的藥。胰島素增敏劑梵蒂雅（rosiglitazone）和愛妥糖（pioglitazone）原本因可增加胰島素接受體的敏感，較不低血糖且對血脂可改善而熱門一陣子，現因體重增加、水腫和骨質疏鬆副作用以及梵蒂雅（rosiglitazone）可能心臟病、愛妥糖（pioglitazone）可能膀胱癌而漸失色。

新藥以胰泌素為基礎的治療

目前第 2 型糖尿病最熱門的新藥進展就是以胰泌素為基礎的治療，胰泌素是人體在進食會自然反應由腸細胞分泌的荷爾蒙，其中最重要的胰泌素就是似昇糖激素胜肽—1（glucagon-like peptde-1， GLP-1）。此胰泌素會刺激胰島素分泌而降低血糖，但不像一般刺激胰島素分泌的藥會引起低血糖及體重增加的副作用，因為其作用沒有進食就沒有藥效，所以較不會低血糖，而且有抑制食慾的作用，體重也漸不會增加。另外，因為是可以改善胰島細胞功能，進而增生，不會因刺激分泌而變成遲鈍無效。目前 GLP-1 衍生藥為注射治療，其降血糖及降低體重，效果較顯著。另外同樣是以胰泌素為基礎的治療，是針對胰泌素的代謝酶 DPP-4 作用，稱為 DPP-4 的抑制劑，是口服藥物，可以讓胰泌素的代謝較慢，維持作用時間較長，而加強胰泌素的效果。

結論

不論第一線、第二線甚至第三線用藥都要多方考量，選擇對病人最有利、副作用最少的藥物。使用降血糖藥物者，尤其對於初次使用者，最重要的是對於低血糖的瞭解，預防和處置，一旦發生低血糖（詳見低血糖的處理 p74 ～ 75）對病人是很危險性。

要不要胰島素治療？

胰島素治療的抗拒原因

有些糖尿病患者一直以口服降血糖藥物治療，但當控制不良，醫師問說「要不要打胰島素？」時，許多人的反應都是先拒絕再說，或說以後再看看，或表達因害怕很難接受，或說反正沒症狀，血糖高就算了⋯等。

患者無法接受胰島素的治療理由因人而異，歸納有負面自我感受、社會標籤化、胰島素錯誤認知、以為會傷腎、低調適能力、空針恐懼症、怕被與毒癮聯想、害怕藥物副作用如低血糖、生活不方便等。

若是擔心藥物副作用如低血糖、怕生活不方便是正常的擔心，醫療團隊可予以幫忙預防低血糖及幫忙選擇較方便可行的方式。不過若以為會傷腎傷身體就是嚴重錯誤認知，胰島素使用絕不會傷腎，反之血糖高才會傷腎。

醫師不積極要求患者打胰島素

患者無法接受胰島素的治療原因，其中有一種是醫師也不積極要求患者打胰島素。然而，美國糖尿病學會指引建議，在使用第一線口服降血糖藥物雙胍類（metformin）無法達到血糖目標值，即 A1c >7％時，用胰島素是第二線藥物的考量之一。目前有其他新的口服降血糖如胰島素增敏劑、

DPP—4 抑制劑等，因為口服較簡單，廣為患者接受。也導致使用胰島素的比例下降及延後接受。

胰島素的好處

其實早期使用胰島素有許多好處，可改善 β 細胞分泌胰島素的功能，有較佳的 β 細胞功能，血糖的控制也較穩定，減緩糖尿病的併發症。

胰島素治療的進展

如果你還停留在打胰島素就是用空針抽多少單位再加多少單位的印象就大大落伍了，胰島素以前從牛、豬進步到人的胰島素，現在更改良為新型的胰島素，有超短型，作用較快、較短、較不會低血糖，而長效型也作用更長、更平穩、也較不會低血糖，也有預混型的胰島素，非常方便。

胰島素注射器的進展

在注射器上也進展到用筆型注射器，有長用型或拋棄式筆型注射器，用完 300 單位即丟，不再重複使用，筆型注射器攜帶出門旅行，使用時比較不會有像傳統打針的負面感受，目前的針頭也又細又短，較安全，也較不痛。

胰島素幫浦

　　另外，以留置皮下針頭再以幫浦的方式將胰島素依預設程式定量注射，並依飲食的多寡調控每餐的用量，此種胰島素幫浦的治療方式，對第 1 型糖尿病患者或控制不穩定的患者有很大的幫忙，但目前需自費使用，所費不貲。

結論

　　下次醫師詢問要不要打胰島素，應認真的和醫師討論，不要錯失讓糖尿病控制更好的機會。

PART3 糖尿病

09

糖尿病併高血脂症

糖尿病合併高血脂主要表現

糖與脂肪代謝會互相影響。糖尿病常合併有高血脂其主要表現為三酸甘油脂高及高密度脂蛋白膽固醇（HDL-C）低（如圖）。有些個案三酸甘油脂血症高可超過 1000 mg/dl 以上有胰臟炎之危險。一般高密度脂蛋白有血管清道夫，以及好的膽固醇之說法，可將血管內多餘血脂肪運送回肝臟代謝。

糖尿病患者常高密度脂蛋白較低，是血管硬化的危險因素。反之。糖尿病患者低密度脂蛋白（俗稱壞的膽固醇）雖不一定高，但其低密度脂蛋白分子較小密度較高，更易沉積於血管壁上，引起血管硬化。

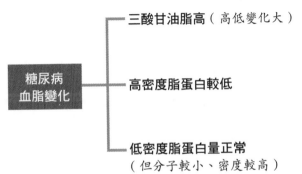

圖 糖尿病併血脂異常

糖尿病血脂變化 —— 三酸甘油脂高（高低變化大）

—— 高密度脂蛋白較低

—— 低密度脂蛋白量正常
（但分子較小、密度較高）

症狀

　　高血脂症一般並無症狀，但太高時可以有脂肪瘤、暈眩、神經痛甚至胰臟炎。

診斷

　　糖尿病患者應要定期測定總膽固醇、三酸甘油脂、高密度脂蛋白膽固醇（HDL-C）以及低密度脂蛋白膽固醇（LDL-C）。必要時要注意血脂異常潛在次發原因。

治療

　　糖尿病及血脂異常受飲食生活習慣影響很大，所以要積極飲食、運動治療。飲食之治療以低油，低膽固醇，低卡路里，高纖為原則，飲食治療之指導應照會有經驗之營養師，針對個人之問題予以指導，而達到較佳之效果。

　　至於藥物之治療之時機，應依健保局規範及患者之病況判斷使用藥物並定期追蹤。

　　藥物以史達汀（statin）為主，針對低密度脂蛋白膽固醇偏高者先治療，但三酸甘油脂太高超過 500 mg/dl 者以纖維酸（fibrate）類比較可以下降三酸甘油脂。血脂異常藥物治療之副作用為橫紋肌病變，有時不易察覺，有肌肉痠痛時一定要特別注意。

表 史達汀類（Statin）

成分名	主要作用	副作用	用法	注意事項
· Atorvastatin · Rosuvastatin · Simvastatin	降低膽固醇、低密度脂蛋白膽固醇，減少心血管疾病、中風發作的危險。	肌肉疼痛、肝功能異常、黃疸等（應立即就醫）、脹氣、胃痛、便秘、頭痛等	口服	· 不可與葡萄柚汁併用 · 若於服用期間發現懷孕，因立即停藥並回診

表 Fibrate 類降血脂藥

成分名	主要作用	副作用	用法	注意事項
· Gemfibrozil · Fenofibrate · Bezafibrate · Clofibrate · Etofibrate	降低三酸甘油脂、極低密度脂蛋白。	便秘、腹瀉、噁心、肝功能異常、皮疹、肌肉痛	口服	定期監測肝功能

10 糖尿病腎病變

蛋白尿階段

　　血液透析是腎衰竭時以機器透析方式將血中尿毒過濾出來，也就是俗稱「洗腎」。臺灣號稱洗腎王國，到處都是洗腎中心，雖然洗腎對腎衰竭尿毒症的患者是救命的治療，但許多患者還是聞之色變，只要聽到有蛋白尿或腎功能異常時，就開始擔心將來會不會洗腎，而不知所措。

　　蛋白尿可分微蛋白尿和蛋白尿階段（如圖）。24 小時尿中白蛋白 30 至小於 300 毫克為微蛋白尿。一般糖尿病腎病變最早期的表現是微蛋白尿，此時期沒有任何症狀，但微蛋白尿階段可反應是未來心血管疾病的危險，不過微蛋白尿階段積極血糖血壓控制是可以改善或延緩腎病變的進行。

　　蛋白尿階段是 24 小時尿中蛋白質大於 300 毫克，此階段是腎臟過濾功能異常而大分子蛋白質過濾出來，嚴重蛋白尿時，會導致血液中白蛋白較低和下肢水腫現象。

圖　蛋白尿分期

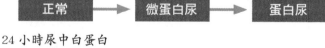

| 正常 | → | 微蛋白尿 | → | 蛋白尿 |

24 小時尿中白蛋白
　< 30 毫克　　　　30 ～ < 300 毫克　　　> 300 毫克

慢性腎病分期

正常腎絲球濾過率為 120 ml/min/1.73 m^2，腎病變時則腎臟過濾功能會逐漸衰退腎絲球濾過率會慢慢降低。因此慢性腎病分期即以估算的腎絲球過濾率（eGFR）為分期，可分五期（如圖）。

身體的代謝物排泄不出而滯留，例如肌酐酸俗稱尿毒素會排泄不出漸漸上升，最終就會發展成所謂尿毒症需要洗腎。

圖 慢性腎病分期

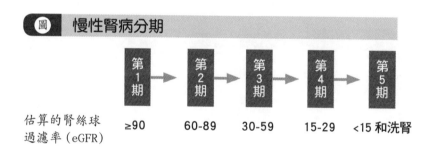

估算的腎絲球過濾率（eGFR）　≥90　60-89　30-59　15-29　<15 和洗腎

慢性腎病變併發症

慢性腎病變會導致身體變化，引起許多併發症（如圖）。糖尿病腎病變通常是慢慢發展而成，也是可以積極控制予以預防的。因此在糖尿病控制時務必定期監測，予以積極追蹤

控制。預防方式應控制好血糖、血壓，避免高血糖、高血壓對腎臟的不良影響，另外，低鹽、低蛋白質飲食也可延緩腎病變的進行。

因腎臟是代謝藥物的重要器官，因此有些藥物尤其是消炎止痛藥、抗生素要小心使用，不可自行購買來路不明的藥，反而傷腎。

當腎病變時易營養不良，導致維生素 D 及 B$_1$ 缺乏，進而引起進一步腎病變惡化及腎病骨病變的不良影響，也是糖尿病腎病變長期追蹤應注意之事項。

圖 慢性腎病變常見併發症

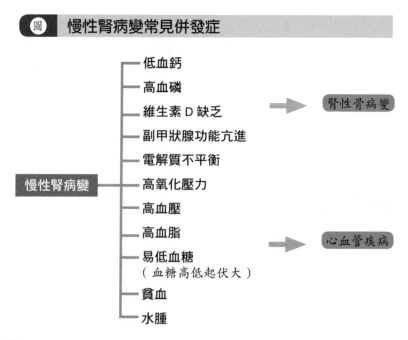

11 糖尿病神經病變

糖尿病神經病變

「醫師我雙腳麻又刺痛感是什麼問題？」

「這應該是糖尿病神經病變！」

全身各部位、臟器都有神經，而神經因功能不同而有不同的神經系統。

在四肢軀幹為主的為感覺神經和運動神經，還有在內臟為主的自主神經，自主神經是自行的生理反應，無法依個體意識去控制的神經，如呼吸、心跳、腸蠕動、排尿等。

糖尿病控制不良就有可能引起神經的破壞，稱為糖尿病神經病變。依侵犯的神經系統不同而可分感覺神經病變、運動神經病變及自主神經病變。

感覺神經病變

雙腳麻感及針刺痛感是糖尿病患者很常提出的不適，通常這就是已有感覺神經病變的症狀，剛開始只在趾頭的部分，而後漸漸往上進展，到腳部、小腿，甚至膝蓋部位。原本是時好時壞，而後漸漸持續，甚至劇痛難耐，也可進展至較沒感覺的麻木。這就是最常見的糖尿病神經病變，雙側對稱性的感覺神經病變。而對稱性的感覺神經病變通常不會好

轉，也沒有有效的藥物。

　　因此針對有感覺神經病變者，其治療的目標只是減緩症狀及避免神經病變引起的足部併發症，因神經病變，足部較無感覺，常易受傷而不自知，例如鞋子內有異物而受傷、或泡澡時被熱水燙傷，也有被炎熱夏天的柏油路燙傷的病例，足部也容易關節變形、長雞眼及壓迫傷，因此針對糖尿病神經病變者要認真學習足部的護理，良好的足部護理可以避免不必要的傷口和截肢。

運動神經病變

　　另外糖尿病也可發生運動神經病變，常為單一運動神經，因此亦稱單一運動神經病變。主要運動神經病變有外展動眼神經、小腿腓神經。外展動眼神經病變會導致外展動眼不能而複視，小腿腓神經病變會有垂足的現象，有些人以為是中風很擔心，但運動神經病變通常血糖控制好，2～3個月後會自動好轉痊癒，有時也以維生素 B 群或 B_{12} 治療，作為安慰劑或以防是維生素 B_1 或 B_{12} 缺乏引起的神經病變。

自主神經病變

　　若是自主神經病變可能導致腸胃蠕動不佳，導致便秘，也可腹瀉；在膀胱的神經病變則會有排尿困難或尿失禁；在心臟的神經病變則會心跳變快或變慢、姿勢性低血壓…等症狀。

其它原因神經病變

其它原因引起神經病變,例如酒精性、重金屬中毒都有可能。但維生素 B_{12} 及 B_1 的缺乏在糖尿病發生率較高,應予以注意及鑑別診斷,維生素 B_1 及 B_{12} 缺乏的症狀及診斷於維生素篇(請參考 p184～193)會有詳述。

糖尿病神經病變預防勝於治療

不管哪種糖尿病神經病變,都是預防勝於治療,只要有良好的血糖控制,就可以減少神經病變的發生。對於已有神經病變的患者,也是預防勝於治療,要依醫師和護理師的指導治療或保養,避免神經病變引起的足部病變。

千萬不要亂試偏方,例如目前「循利寧」的電視廣告以老人或阿嬤腳麻沒法走或沒知覺可以使用,造成門診糖尿病神經病變病患競相詢問,成為市面上暢銷的藥,其實循利寧為銀杏葉的萃取成分 cerenin,有抗血小板凝集之作用。因為可以減少血管栓塞之機會,而被用於老年癡呆或間歇性跛行等,期望能增加血液循環。但針對真正糖尿病神經病變引起之腳麻並沒有效果,但廣告的力量勝於醫師的實證說法,因此許多人寧可花錢試用等沒效再說,或者因花錢消災而產生自覺有效的安慰劑效果。

不過對於正在使用阿斯匹靈(Aspirin)的患者,不可再使用循利寧避免雙重抗血小板之作用而產生出血的危險。

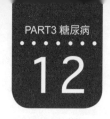

PART3 糖尿病

12 糖尿病常見皮膚病變

常見的皮膚病變

　　糖尿病患者因血糖較高、免疫力較差，易細菌和黴菌感染和慢性併發症，常以皮膚為表徵，因此若能掌握糖尿病常見的皮膚病變，即可以儘早對症下藥，避免病情擴散。

足癬（香港腳）

　　足部黴菌感染在糖尿病患者很常見，在趾間和足部皮膚有脫皮屑的情形，因不一定會癢或不適，許多患者不以為意，但有潛在引起蜂窩組織炎的危險，所以應儘早治療根治。

體癬

　　常發生於身體皮膚或大腿跨下部位的黴菌感染，其體癬部位會有向外擴展之情形，邊緣有丘疹病灶，而中間部位較平，有色素沉著，不難診斷，但患者常誤用濕疹藥膏內含類固醇，反而使病灶逐漸擴大。

念珠菌感染

　　念珠菌感染常發生在皮膚皺折易溼熱流汗部位，如腋下或乳房下，以及指間，其病灶皮膚特徵是主病灶的周邊有些

小圓病灶點的情形，在女性糖尿病患者因血糖控制不良，也
易引起陰道念珠菌的感染而搔癢及分泌物較多的情形。

蜂窩組織炎

　　蜂窩組織炎為皮下組織的急性細菌感染，以紅、腫、熱、
痛表現，常見於下肢，起因為足部黴菌或其他傷口或浸泡不
乾淨的水而引起，常見的細菌為革蘭氏陽性、鏈球菌或葡萄
球菌感染，有時糖尿病患者亦可由於革蘭氏陰性的克雷伯菌
種引起或發生於其他部位，如臉部蜂窩組織炎常為口腔內牙
齦、牙槽感染而擴散。

帶狀疱疹

　　帶狀疱疹的皮膚病灶以神經分布為特徵，有水疱疼痛的
情形，很容易確診，但早期發作只有疼痛和少數丘疹，會誤
以為神經痛。

脛骨前點狀皮膚病變（shin spots）

　　糖尿病患者常見小腿脛骨前有深色皮膚圓形或橢圓形小
點，也可形成片狀色素沉積塊。這皮膚的病變常為有小血管
病變的表徵，有些小受傷後也會產生，這種病變不必特別治
療，但要治療血糖控制及足部護理。

蓋皮症

有些糖尿病患者會有後頸部及上背部的皮膚呈現硬厚的皮膚現象，真正原因不明，是纖維化增加而形成，患者感覺有如穿盔甲不適，目前也無有效治療。

黑色棘皮症

在後頸部或腋下皮膚有粗糙、色素沉積，常發生在肥胖患者，代表有胰島素抗性現象。

結論

目前對於感染性皮膚病變，如足癬（香港腳）、體癬、蜂窩組織炎、和帶狀疱疹，只要診斷正確，可依病因治療。但脛骨前點狀皮膚病變、蓋皮症、黑色棘皮症為代謝問題，截至目前為止，無較有效的治療方式。

13 糖尿病合併甲狀腺機能亢進

糖尿病及甲狀腺機能亢進先後順序

糖尿病及甲狀腺機能亢進是常見的疾病,臨床上同時患有此兩種疾病的人也不少。糖尿病及甲狀腺機能亢進先後順序的表現有三種情形,可以先診斷有糖尿病,再發生甲狀腺機能亢進,亦可反之,或同時一併出現而一起診斷。

不過,臨床上常被疏忽;往往甲狀腺機能亢進到體重減了十幾公斤,或心臟已經衰竭了才被診斷出來。其實只要注意甲狀腺機能亢進症狀、病史及理學檢查不難診斷。甲狀腺機能亢進有躁熱、手抖、皮膚濕熱尤其是特徵。這兩種病況的組合又可細分許多不同的情況,在治療也會有所不同。

第 1 型糖尿病合併甲狀腺機能亢進

第 1 型糖尿病是自體免疫的疾病,而甲狀腺機能亢進也是因自體免疫引起。此時糖尿病患者其胰臟的 β 細胞受自體免疫的破壞而無法分泌胰島素,此其糖尿病常需胰島素注射治療。

第 1 型糖尿病通常發生在年紀較輕的青少年或年輕人,因此這種組合的病患年紀較輕的青少年或年輕人。

第 2 型糖尿病合併甲狀腺機能亢進

　　若患者的糖尿病為第 2 型糖尿病，通常中老年人較多，可以口服降血糖藥物控制糖尿病，甲狀腺機能亢進則可以自體免疫甲狀腺機能亢進或多發性結節性的甲狀腺機能亢進。甲狀腺機能亢進發生在老年人有時不易診斷，尤其是多發性結節性的甲狀腺機能亢進是慢慢發展成常至心房顫動的心律不整和明顯體重下降才發現。

結論

　　一般而言，不論第 1 型或第 2 型糖尿病併甲狀腺機能亢進時血糖相對上會較高。甲狀腺機能控制下來其血糖會較低，因此相對上降血糖藥物有可能可以減少，或維持同劑量而得到較好的控制，不過血糖控制仍以不低血糖為原則。

　　甲狀腺機能亢進以抗甲狀腺藥物治療為主，若需要手術治療，宜先將甲狀腺機能和血糖控制下來時再手術。

14 糖尿病與癌症

糖尿病患者較易罹患癌

　　糖尿病患者同時罹患癌症也是時有所聞，因為糖尿病也可能較易罹患癌症，例如：肝癌、大腸直腸癌、膀胱癌、乳癌等。癌症原因相當複雜，可能與肥胖和飲食習有關。

潛在癌症不可輕忽

　　癌症的發展常常是潛在緩慢進行的。但糖尿病患者因平時就診時只注意血糖之控制而疏忽了身體之變化或警訊。因此雖有症狀，常常以糖尿病或其併發症解釋而延誤。癌症早期診斷，早期治療就可達到痊癒的療效。對於糖尿病患者，不可輕易忽視對於任何一症狀，應積極追查，另外健保提供癌症篩檢之機會也要把握。

降血糖藥物增加癌症機率嗎？

　　對於降血藥物是否增加癌症的討論研究很多，雖然有些藥物可能增加癌症之機率但其影響並不是非常明顯，僅止於學術討論不適合公開以免增加患者停用這些藥物，反而造成血糖控制不良的影響更大，就算最有爭議的愛妥糖可能引起

膀胱癌也是以警語方式提醒，不建議莽然停藥。

所以使用口服降血糖藥物或胰島素注射治療，千萬不要道聽塗說而任意停藥，反之使用雙胍類（如 metfomin）降血糖藥物有可能降低罹癌之風險，卻也未被強調。

糖尿病患者亦如一般民眾有罹癌的潛在危險，但有些癌症還是可以預防的，預防癌症的方式包括均衡飲食、維持標準體重、多食植物性食物及纖維、避免人工精製食物及添加物或燒烤、油炸食物等。

認識癌症篩檢

癌症篩檢就是針對癌症高危險的人，找出早期癌症。目前臺灣健保提供癌症篩檢項目包含：

1. **女性乳癌篩檢**：乳房攝影檢查，對象：45～69歲，未曾診斷乳癌相關疾病者，每二年一次。40～45歲，母親或姊妹有乳癌病史者。

2. **大腸癌篩檢**：糞便潛血檢查，對象：50～69歲，每二年一次。

3. **口腔癌篩檢**：目前有抽菸或曾嚼食檳榔者，對象：30歲以上，每年一次。

4. **子宮頸癌篩檢**：子宮頸抹片檢查，對象：30～69歲，有性行為婦女，每年一次。

糖尿病案例

❶ 糖尿病治療，卻常常飢餓、冒冷汗、頭暈

患者為 40 歲男性，於上海工作，往來兩岸應酬較多，數月前被診斷有糖尿病，血糖高達 300-400 mg/dl，經醫師處方一複方藥物，後來血糖雖降，卻常常肚子餓、冒冷汗、頭暈、虛弱無力，轉診新陳代謝科，醫師將複方藥物改為單方雙胍類藥物（metformin），病人不再有不適，且血糖及醣化血色素均可維持非常正常的狀況。

解答：因複方藥物中有磺胺尿素類（sulfonylurea），較易低血糖，對新診斷的糖尿病患者宜以雙胍類單方藥物，可控制良好又不低血糖，磺胺尿素類（sulfonylurea）不宜使用，應保留為二線藥物的考量之一。

❷ 糖尿病患者體重減輕且緊張焦慮

患者 52 歲女性，因發現體重下降且血糖比以前高一點而就診，擔心是糖尿病引起，但其血糖並非很高，似乎糖尿病並不是造成她體重下降之原因。且病患亦表現有緊張焦慮，再詢問病史，除體重減輕外，患者還有怕熱、流汗、手抖、睡不著和心悸，理學檢查甲狀腺有輕微腫大、邊緣明顯、皮膚溫熱較濕，雖無凸眼，但此時診斷已呼之欲出，只要驗血檢查甲狀腺功能（T4 和 TSH）印證即可。

解答：糖尿病併甲狀腺機能亢進。糖尿病控制不良時會導致身體代謝不良，異化作用而體重下降、口渴，以前在中醫稱之為消渴症。但此糖尿病患者體重減輕並非糖尿病所引起。反之其血糖上升是因為甲狀腺機能亢進而引起，只要甲狀腺功能控制正常，其血糖控制也會改善。

糖尿病案例

❸ 糖尿病患者持續上腹不適、體重較輕

患者 57 歲男性，因糖尿病於新陳代謝科就診，血糖控制普通，但體重較輕、有倦怠感、上腹不適，此時由於血糖並非太高，不是導致體重減輕之原因，因此需積極進一步檢查，理學檢查未見異狀，經腹部超音波檢查發現肝腫瘤，進而由胎兒蛋白及細針穿刺細胞學檢查而確定為肝癌患者。亦有類似情形，另一 58 歲男性糖尿病患者，只因持續上腹不適，安排內視鏡檢查發現有胃淋巴瘤。

解答：糖尿病併肝癌或其他腫瘤。糖尿病藥物或神經病變也會上腹不適，因此常會觀察時間較長而延誤診斷。

❹ 多毛、黑色棘皮症、多發性卵巢囊腫術後

患者為 17 歲女性，父母有近親關係，出生時即發現多毛，後頸部皮膚有黑色棘皮症（acanthosis nigricans）即皮膚為黑色色素沉積較粗糙，及陰蒂肥大，在出生 2 個月後即因兩側多發性卵巢囊腫接受卵巢手術。

病患於 8 歲時診斷有糖尿病即以胰島素治療，雖然胰島素劑量很大，但一直無法控制良好。在 17 歲後雖有正確診斷並以高濃度胰島素（高濃度為每毫升 500 單位，一般為每毫升 100 單位）治療，數年後仍因糖尿病慢性併發症過世。

解答：患者為極端胰島素抗性徵候群，是父母雙重胰島素抗性隱性基因引起。嚴重胰島素抗性導致黑色棘皮、多毛、多發性卵巢囊腫，及其他表徵。一般的糖尿病患者有黑色棘皮時也是有胰島素抗性的重要指標之情形，宜減重，若使用胰島素相對劑量會較高。

❺ 糖尿病足部傷口，不見好轉

患者為 52 歲男性，有多年糖尿病併早期腎病變及神經病變，本身為兒科診所醫師，某日游泳時，在游泳池畔不慎足部受傷，原本傷口並不嚴重，但痊癒較慢，於皮膚科看診多次，傷口卻不見好轉，後來竟愈來愈嚴重，甚至轉診醫學中心時已快速惡化，有嚴重感染及壞疽之情形，雖然骨科醫師清創、抗生素治療，仍難逃足部截肢之命運。

解答：糖尿病患者足部傷口，需評估是否有神經病變、下肢血管血流循環狀況、以及感染深淺之問題，且需有經驗的骨科醫師、新陳代謝科醫師跨科團隊照護才能達到最佳治療，傷口若不進步，反而惡化時要儘速轉診專家團隊。

❻ 糖尿病患者併長期腹痛、腹瀉，體重慢慢減輕

患者為 70 歲女性有多年糖尿病以口服降血糖藥物治療，常腹痛、腹瀉，體重慢慢減輕，體重 45.5 公斤，身高 152 公分，雖然也在腸胃科追蹤，一方面被認為是降血糖藥物（metformin）所引起，或是糖尿病的神經病變所引起，只是給予症狀性治療，並未深入探查研究，直到病況加重，出現大腸出血及貧血之情形才住院，經大腸鏡檢查才診斷出為潰瘍性腸炎（ulcerative colitis），進而對症下藥才改善。使用兩種免疫抑制劑（cortison 和 sulfasalazine）口服降血糖藥物改以胰島素治療，其症狀明顯改善體重恢復到 55 公斤。

解答：糖尿病併潰瘍性腸炎是相當罕見不易診斷。但長期腹痛腹瀉，體重減輕，理應進一步探查以確定診斷及治療緩解患者病苦。不要先入為主疏忽其他可能原因。

糖尿病案例

❼ 血糖控制不良、嚴重消瘦、四肢無力

患者為 63 歲女性，住布袋，務農，近年來血糖一直控制不良，體重逐漸下降，明顯消瘦，連大腿也變細，要蹲下去站起來都不行，已有糖尿病神經病變併肌肉萎縮。其胰臟 β 細胞胰島素功能分泌，測 C-peptide 為 0.5 ng/ml 較低，住院後開始胰島素注射治療，其體重逐漸恢復，四肢也較有力。

解答：有些患者可能為第 1 型糖尿病或胰島素分泌較低，用口服藥已無效，雖然醫師建議胰島素注射治療，但患者拖延胰島素治療太久，導致嚴重消瘦，只要施以胰島素注射治療，可以明顯改善。

❽ 糖尿病患者發燒、畏寒、並無呼吸道及尿路感染

患者為 61 歲男性，為糖尿病患者，最近幾天有發燒之情況，以為是感冒。今晚因發燒較嚴重且有畏寒之現象至中部某地區醫院急診，經檢查肺部和呼吸道，以及泌尿系統皆無明顯感染之情形，準備以不明熱住院再探查。家屬以病況較嚴重而電詢北部醫學中心新陳代謝科主治醫師，經判斷糖尿病患者有發燒、畏寒是明顯感染，若常見的肺部及尿路無感染，則肝膿瘍的機會很大。家屬緊急轉診，果然在右上腹觸診有疼痛之情形，且以腹部超音波掃描，確定有肝膿瘍，且血液的細菌培養也證實為克雷白氏肺炎桿菌（Klebsiella pneumoniae）感染。

解答：一般感染最常見還是呼吸道及尿路感染，若不是這兩系統感染，就要考慮是否有肝膽腸胃、心內膜或腦部的感染，甚或全身任何地方的感染，要詳細診查。不過克雷白氏肺炎桿菌感染引起的肝膿瘍在糖尿病患者很常見，但初期症狀較不明顯，容易疏忽，因此只要非呼吸道及尿路感染，一定要先排除肝膿瘍之可能。克雷白氏肺炎桿菌為革蘭氏陰性腸內細菌除常見引肝膿瘍和敗血症外，亦可引起肺炎、腦膜炎等，若延遲會增加治療的困難和危險。

PART

4

甲狀腺

01 甲狀腺腫大

我有甲狀腺嗎？

有民眾會問說：「我有甲狀腺嗎？」其實每個人都有甲狀腺。只是正常時沒腫大觸診不出來。甲狀腺腫大時，要先分辨甲狀腺的功能正常或亢進或低下。

甲狀腺機能亢進會心跳快、手抖、體重減輕。甲狀腺機能低下會怕冷、便秘、水腫。但無不適症狀者一般甲狀腺的功能都是正常的。甲狀腺腫大區分（如圖）先分辨是彌漫性腫大或結節性腫大。

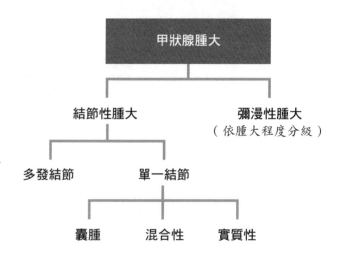

圖　甲狀腺腫大鑑別診斷

彌漫性甲狀腺腫大

彌漫性其意義是兩側均勻腫大無結節。彌漫性甲狀腺腫大甲狀腺功能正常習慣稱為單純性甲狀腺腫大。少數自體免疫甲狀腺疾病亦可彌漫性甲狀腺腫大且功能正常，需鑑別診斷。其實有些結節性甲狀腺腫大也是由彌漫性甲狀腺腫大慢慢發展而成。

結節性甲狀腺腫大

結節性甲狀腺腫大可再分辨是單一或多發性結節。單一結節分可囊腫或實質型結節或混合型結節等。混合型結節即部分囊腫部分實質型混合而成。囊腫為液體之結節，囊腫內液體再分出血性或膠質性囊腫。若為出血性結節常常是突然發現，較緊實。而多發性結節的定義就是兩個結節以上，常常時間較久，緩慢變大或增加結節，常有家族史，且好發於女性。甲狀腺的結節要鑑別出是否甲狀腺癌。若為惡性結節理學檢查較硬，此外，有聲音沙啞亦要小心惡性結節。

甲狀腺腫大分級

　　甲狀腺腫大臨床區分為四級，第 1 級分 1a 和 1b，1a 是頸部伸展時看不到，但觸診摸得到，1b 是頸部伸展時可看得到（當然也觸診得到）；第 2 級是頸部正常姿勢就看得到；第 3 級是甲狀腺明顯腫大，遠距離就看得到；第 4 級是非常龐大而突出。

　　甲狀腺腫大此分級相當主觀，每位醫師認定大小級數，很可能不同。另外也有以長 x 寬 x 厚度大小換為重量估計，如 5 cm x 4 cm x 3 cm 大約 60 公克。不過臨床還是甲狀腺超音波測量較客觀。

原因

　　有遺傳因素，家族成員以女性較易發生。以前碘缺乏是致甲狀腺腫大原因，但臺灣於一九六七年在政府全面食鹽添加碘之後，所以碘缺乏不再是臺灣甲狀腺腫大的主因，反之亢進可能增加。另外飲水、食物可能有關但不易確定與避免。

檢查

　　1. 甲狀腺的功能檢查：驗血（如 TSH, T4, T3, FT4），有時可測抗甲狀腺抗體（anti TPO）排除自體免疫甲狀腺疾病。

項目	參考值	可能原因及注意事項
甲促素 （TSH）	0.1～0.5 μU/mL	・偏高：可能為甲狀腺機能低下。 ・偏低：可能為甲狀腺抗進，這時應進一步檢查甲狀腺激素及游離狀腺激素，以確定診斷為甲狀腺機能亢進。
甲狀腺激素 （T3、T4）	・T3：70～190 ng/dL ・T4：5～12 μg/dL	・當 T4 & T3 下降，而 TSH 上升，即表示甲狀腺機能低下。 ・當 T4 & T3 上升，而 TSH 下降，表示甲狀腺功能亢進。
游離甲狀腺素 （Free T4）	0.6～1.75 μU/mL	・當 FT4 下降，而 TSH 上升，表示甲狀腺機能低下。 ・當 FT4 上升，而 TSH 下降，表示甲狀腺功能亢進症。

甲狀腺功能判讀

　　常常有些人對於甲狀腺功能檢查的數據 TSH（甲狀腺促素）有些疑問，為何甲狀腺機能亢進時會低，甲狀腺機能低下時反而會高？其實甲狀腺促素（TSH）是腦下垂體前葉分泌的荷爾蒙之一，主要功能是調控甲狀腺荷爾蒙的分泌。因此甲狀腺機能亢進會負迴饋而將之抑制，反之甲狀腺機能低下時會刺激上升，TSH 在甲狀腺功能檢查數據判讀，簡單以表說明。

甲狀腺功能判讀

項目	亢進	亢進過渡期	正常	低下過渡期	低下
TSH（腦下垂體分泌）	↓	↓	↔	↑	↑
T4、T3（甲狀腺分泌）	↑	↔	↔	↔	↓

2. 超音波檢查及細針穿刺細胞學檢查：以確認是否彌漫性腫大或結節性腫大，結節是囊腫或實質性或混合型結節。超音波檢查有時可以看出惡性腫瘤的特徵，但以細胞學或切片為診斷根據。

治療

1. **觀察或可試以甲狀腺素治療。**

2. **手術：**若明顯變大，合併有氣管、食道等壓迫症狀可選擇外科手術切除。手術的副作用為甲狀腺的功能低下、副甲狀腺的功能低下、聲音沙啞等。

3. **放射性碘治療：**若因病人年齡太老，併有心肺疾病、手術風險太大者，可考慮進行放射性碘的治療，可減小甲狀腫大的程度，較安全。但放射性碘的治療無法排除惡性腫瘤且副作用為甲狀腺的功能低下要注意追蹤。

追蹤

定期追蹤主要是確定甲狀腺的功能是否維持正常或演變為甲狀腺機能亢進和判斷結節是否維持良性或演變為惡性的。

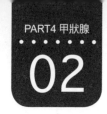

甲狀腺機能亢進

症狀

甲狀腺機能亢進，外觀大都有甲狀腺腫大，沒腫大的還是少數。常見症狀有心跳快、焦慮、緊張、怕熱、流汗、手抖、大便次數增加、體重減輕、皮膚濕熱、睡不著等，雖為常見典型症狀卻被疏忽。

鑑別診斷

甲狀腺機能亢進需鑑別診斷為自體免疫或多發性結節性慢慢發展成的甲狀腺機能亢進。自體免疫的甲狀腺機能亢進長會伴隨凸眼及脛骨前黏液性水腫。多發性結節性甲狀腺機能亢進，因慢慢進展，症狀較不明顯，體重減輕較慢也常被忽視直到有心臟病如心臟衰竭、心房顫動才被診斷。

原因

主要為家族遺傳因素，家族其他成員亦有，女性較多；一九六七年以前為碘缺乏地區，在全面食鹽添加碘之後，甲狀腺腫大減少，反之甲狀腺機能亢進可能增加。另外含碘食物及壓力可能有關但不易證實。

檢查

1. 甲狀腺的功能檢查（如 TSH、T4、T3、FT4）。

項目	參考值	可能原因及注意事項
甲促素 （TSH）	0.1 ～ 0.5 μU/mL	· 偏高：可能為甲狀腺機能低下。 · 偏低：可能為甲狀腺抗進，這時應進一步檢查甲狀腺激素及游離狀腺激素，以確定診斷為甲狀腺機能亢進。
甲狀腺激素 （T3、T4）	· T3：70 ～ 190 ng/dL · T4：5 ～ 12 μg/dL	· 當 T4 & T3 下降，而 TSH 上升，即表示甲狀腺機能低下。 · 當 T4 & T3 上升，而 TSH 下降，表示甲狀腺功能亢進。
游離甲狀腺素 （Free T4）	0.6 ～ 1.75 μU/mL	· 當 FT4 下降，而 TSH 上升，表示甲狀腺機能低下。 · 當 FT4 上升，而 TSH 下降，表示甲狀腺功能亢進症。

2. **測抗甲狀腺抗體**（anti TPO）自體免疫甲狀腺疾病。

3. **甲狀腺超音波檢查**可鑑別是否為自體免疫甲狀腺疾病。亦可確認是否有結節細必要時才甲狀腺細針抽吸細胞學檢查。

4. **核醫掃瞄檢查**：少數特殊情況時才使用。

治療

甲狀腺機能亢進的治療可分三方式（如圖）：

1. **藥物治療**：通常甲狀腺機能亢進先以抗甲狀腺藥物治療，抗甲狀腺藥物一般治療 2 ～ 3 個月功能可達正常，但需慢慢減藥量約要治療 1 ～ 2 年。抗甲狀腺藥物的副作用是皮膚過敏，及白血球下降。白血球下降雖罕見，一旦發生很嚴重。因此若使用抗甲狀腺藥物時持續發燒、喉嚨疼痛要特別注意鑑別診斷，必要時急件檢查白血球。

2. **手術治療**：若抗甲狀腺藥物過敏、明顯腫大難控制、不想長期藥物治療可選擇外科手術切除；外科手術切除其可能發生的併發症為甲狀腺的功能低下、副甲狀腺的功能低下和聲音沙啞等，避免手術併發症最重要的應找有經驗的外科醫師執行手術。

3. **放射碘治療**：若因病人年齡太老，合併有心肺疾病、手

術風險太大者，可考慮進行放射性碘的治療，較安全。但放射性碘的治療其副作用為甲狀腺的功能低下要注意追蹤。

 甲狀腺機能亢進治療

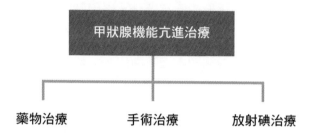

追蹤

通常甲狀腺機能亢進以抗甲狀腺藥物治療中，大約兩個月追蹤一次。但不論以抗甲狀腺藥物、外科手術、放射碘治療後已正常，還是建議定期（約每六個月）複檢以確定甲狀腺的功能正常。且應告知患者和家屬甲狀腺功能低下和亢進的症狀隨時回診。

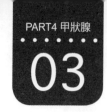

PART4 甲狀腺

03 甲狀腺功能低下症

甲狀腺功能低下症易延遲診斷

甲狀有些患者看診時說：「我為何一直很疲倦，身體浮腫，體型也變臃腫……」這些症狀在新陳代謝科一定會聯想到甲狀腺功能低下，但若非有警覺，在甲狀腺沒腫大，或放射碘治療引起時甲狀腺功能低下症非常不易判斷，常延遲許多年後因黏液水腫很明顯才被診斷出來，需特別的注意詢問病史及理學檢查。

症狀

甲狀腺機能低下症臨床症狀（如表），一般較輕微即有怕冷、便秘、浮腫、皮膚乾燥、倦怠，體重增加等症狀；嚴重時有明顯黏液性水腫可看出。甲狀腺功能偏低亦可導致貧血、高血脂症、肋膜積水、心包膜積水、不孕…等。

病因

甲狀腺功能低下症最常見是自體免疫引起、甲狀腺手術或放射碘治療引起、因新生兒篩檢包括甲狀腺功能，因此先天性甲狀腺功能低下症延遲診斷已很少見。

表 甲狀腺機能低下症臨床表徵	
皮膚	乾燥、膚色偏黃、黏液性水腫
血液	貧血、凝血異常
心臟	心跳慢、心臟收縮力下降、心包膜積水
肺臟	肺功能下降、肋膜積水
腸胃系統	腸蠕動減少、便秘
神經系統	神經反應遲鈍、腕隧道症候群
其它異常	低血鈉、高血脂、月經失調、肌肉僵硬、關節疼痛、生長遲滯

診斷

需測甲狀腺功能 T4 和 TSH，若 T4 下降且 TSH 上升即確定診斷。

若沒有甲狀腺手術或放射碘治療病史，最常見是自體免疫引起，可檢測抗甲狀腺的抗體，以確定自體免疫性甲狀腺疾病。也得安排超音波檢查以確認，一般以彌漫性腫大或沒腫大且低超音波回音為表現，另外亦可確定是否有無結節，若有結節以細針穿刺細胞學檢查以鑑別良性或惡性腫瘤。

項目	參考值	可能原因及注意事項
甲促素 （TSH）	0.1 ～ 0.5 μU/mL	• 偏高：可能為甲狀腺機能低下。 • 偏低：可能為甲狀腺抗進，這時應進一步檢查甲狀腺激素及游離狀腺激素，以確定診斷為甲狀腺機能亢進。
甲狀腺激素 （T3、T4）	• T3：70 ～ 190 ng/dL • T4：5 ～ 12 μg/dL	• 當 T4 & T3 下降，而 TSH 上升，即表示甲狀腺機能低下。 • 當 T4 & T3 上升，而 TSH 下降，表示甲狀腺功能亢進。
游離甲狀腺素 （Free T4）	0.6 ～ 1.75 μU/mL	• 當 FT4 下降，而 TSH 上升，表示甲狀腺機能低下。 • 當 FT4 上升，而 TSH 下降，表示甲狀腺功能亢進症。

治療

　　補充甲狀腺素（Eltroxin）即可，一般以低劑量慢慢增加，病人可得到很大的改善。切勿任意停藥，因停藥一段時間後，功能會再低下。可是再度補充甲狀腺素，也是以低劑量慢慢增加為原則，因為對於老年人或有心臟病的人，突然給大劑量甲狀腺素，可能會引起心臟病的發作。

主成分	Thyroxine Sodium
商品名	Eltroxin
作　用	治療甲狀腺機能不足或抑制甲狀腺腫
副作用	心悸、失眠、頭痛、潮紅、腹瀉等。
用　法	口服
注　意 事　項	・空腹（餐前）服用 ・保存溫度 15 ～ 25℃ ・勿磨粉

04 甲狀腺功能異常 與懷孕

懷孕時甲狀腺功能異常很常見

甲狀腺機能亢進或低下常發生在年輕女性,因此也常常面臨甲狀腺功能異常而又同時懷孕的情形。想到懷孕又要吃藥,對胎兒會不會影響很擔心,其實甲狀腺機能亢進或低下,懷孕期間只要好好治療(如表),通常可以母子平安,順利生產。

表　懷孕時甲狀腺功能異常之治療

	治療藥物	注意事項
甲狀腺機能低下	甲狀腺素	於懷孕後期劑量高增加
甲狀腺機能亢進	抗甲狀腺藥物	維持功能正常,劑量愈低愈好

懷孕時甲狀腺功能低下

甲狀腺低下時,因對女性荷爾蒙的影響是不容易懷孕的,一般都是在服用甲狀腺素,且功能已正常才懷孕,因此只要持續治療即可。只是懷孕的後期甲狀腺素的需要量會提高,大約為原劑量的50%,而產後又會恢復原劑量,因此懷孕期間與醫師配合檢查及劑量調整即可。甲狀腺素是本身缺乏補充,因此完全沒有副作用,可以長期安心的使用。

懷孕時甲狀腺機能亢進

至於甲狀腺機能亢進也是常見於抗甲狀腺藥物治療中懷孕。不過也有甲狀腺機能亢進患者是有症狀但未治療，卻懷孕了，而且擔心抗甲狀腺藥物對胎兒是否有影響而不敢吃藥，有少數報告抗甲狀腺藥物可能有副作用，但甲狀腺機能亢進本身引起代謝率過高、心跳過快，對孕婦及胎兒影響更大，不治療也不行。除特殊情況，如嚴重抗甲狀腺藥物過敏或引起白血球低下，一般不建議開刀治療，另外放射碘治療也不可能用於孕婦，因此還是要以抗甲狀腺藥物治療為主，一般原則以愈低愈好的劑量治療，維持甲狀腺功能正常。

主成分	Propylthiouracil、Carbimazole
商品名	Procil、Newmazole
作　用	治療甲狀腺機能亢進
副作用	皮膚癢、肝功能異常、黃疸等，但最嚴重是白血球下降而感染發燒、喉嚨痛
用　法	口服，劑量依臨床判斷，由一天三次，每次1－2粒慢慢減為二次、一次再停藥
注　意事　項	・如需動手術或其他醫療治療時，應告知醫師目前服用抗甲狀腺劑。 ・服藥期間未經醫師許可，請勿任意接種疫苗。

　　雖然使用抗甲狀腺藥也可哺乳，不過臨床上還是以能停藥就停藥的原則，以減輕孕婦的心理負擔，有些個案生產時已停藥，但於產後半年左右復發，因此建議產後應予以追蹤。

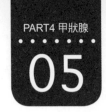

PART4 甲狀腺

05 亞急性甲狀腺炎

甲狀腺腫大又疼痛

亞急性甲狀腺炎常像感冒一樣，也常被誤以感冒治療，才因發現是頸部甲狀腺的部位疼痛，而轉至新陳代謝科就診，因甲狀腺腫大疼痛，臨床會與急性甲狀腺炎和出血性囊腫鑑別診斷（如圖）。

圖 疼痛性甲狀腺腫大

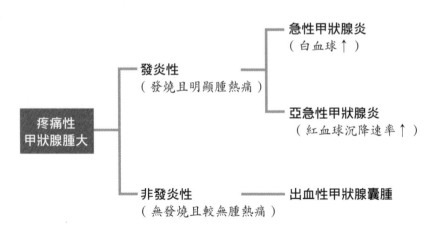

疼痛性甲狀腺腫大
- 發炎性（發燒且明顯腫熱痛）
  - 急性甲狀腺炎（白血球↑）
  - 亞急性甲狀腺炎（紅血球沉降速率↑）
- 非發炎性（無發燒且較無腫熱痛）
  - 出血性甲狀腺囊腫

症狀

　　亞急性甲狀腺炎一般併有發燒、吞嚥疼痛、肌肉或關節
痠痛等等症狀。甲狀腺看起來可能是單側或雙側腫大且有移
行現象，觸診時明顯壓痛、結節較硬。

三段式變化

　　在發炎初期，因為甲狀腺組織受到破壞，會釋放
出甲狀腺素，而可能引起暫時性甲狀腺亢進。有心悸、
怕熱、緊張等甲狀腺亢進的症狀。然而，之後卻又可
能演變成甲狀腺功能低下。大部分病人的甲狀腺腫
大、疼痛和功能都會回復到正常。

病因

　　其真正病 能與感冒病毒感染有關而引發。

檢查

　　一般需抽血檢驗甲狀腺功能（如 TSH、T4、T3、FT4 等）
以及發炎指數（ESR），或白血球以鑑別是否為急性甲狀腺炎。
急性甲狀腺炎一般為細菌感染，白血球會上升，而亞急性甲狀
腺炎白血球一般在正常範圍。此外，甲狀腺超音波檢查及細針
抽吸細胞學檢查也可進一步確定亞急性甲狀腺炎的診斷。

項目	參考值	可能原因及注意事項
甲促素（TSH）	0.1～0.5 μU/mL	· 偏高：可能為甲狀腺機能低下。 · 偏低：可能為甲狀腺抗進，這時應進一步檢查甲狀腺激素及游離狀腺激素，以確定診斷為甲狀腺機能亢進。
甲狀腺激素（T3、T4）	· T3：70～190 ng/dL · T4：5～12 μg/dL	· 當 T4 & T3 下降，而 TSH 上升，即表示甲狀腺機能低下。 · 當 T4 & T3 上升，而 TSH 下降，表示甲狀腺功能亢進。
游離甲狀腺素（Free T4）	0.6～1.75 μU/mL	· 當 FT4 下降，而 TSH 上升，表示甲狀腺機能低下。 · 當 FT4 上升，而 TSH 下降，表示甲狀腺功能亢進症。
紅血球沉降速率（ESR）	· 男性＜10 mm/hr · 女性＜15 mm/hr	ESR 並不是診斷病患疾病的工具，但是有參考的價值。通常在病患有發炎，感染時都可能會上升。

125

治療

　　一般可用非類固醇類抗發炎藥物（non-steroid anti-inflammatory drug, NSAID），若效果不佳症狀嚴重亦可使用類固醇，症狀可以很快改善。非類固醇類抗發炎藥物例如以下的藥如 aspirin、ibuprofen、naproxin、indomethacin 等，但這類藥物要小心其可能增加胃腸道發炎、潰瘍、嚴重出血以及胃穿孔的風險以及可能增加心臟血管和腦血管疾病的危險性。但低劑量（常用 100 mg）aspirin 反而有預防心臟血管和腦血管疾病的效果。

追蹤

　　在發炎初期可能引起暫時性甲狀腺亢進。之後又可能演變成甲狀腺功能低下，因此建議大約 3 個月後定期複檢以確定甲狀腺的功能正常。

06 甲狀腺癌

甲狀腺癌分類

得知癌症必定對當事者很大衝擊，甚至恐懼，有些患者甚至於診間即哭泣起來。然而，甲狀腺癌不同類型，其預後差異很大，分化良好的甲狀腺癌不必太擔心。甲狀腺癌可分五類──乳突癌、濾泡癌、髓質癌、未分化癌和甲狀腺淋巴癌（如圖）。其中又以乳突癌、濾泡癌最常見，且為分化良好的甲狀腺癌。因為分化良好，生長緩慢只要經手術及放射碘治療，效果相當好，有時就像良性腫瘤術後追蹤而已。因此甲狀腺癌即乳突癌及濾胞癌被認為是最 "良性" 的癌。

至於，未分化癌則生長很快，易侵犯氣管、手術及放射碘治療，效果不好預後很差。

圖　甲狀腺癌分類

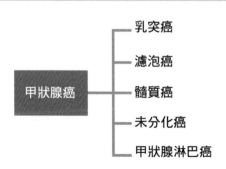

甲狀腺癌
- 乳突癌
- 濾泡癌
- 髓質癌
- 未分化癌
- 甲狀腺淋巴癌

惡性甲狀腺結節的警訊

　　臨床上要特別注意，早期找出可能是惡性的甲狀腺結節。對於在病史上有逐漸變大的情形、或聲音沙啞、或頸部不適較明顯者要小心。而觸診也是重要的關鍵，一般惡性結節較硬，且較固定，有時很容易區別，不同於良性的結節。

檢查

1. 甲狀腺超音波及細針抽吸細胞學檢查。

認識甲狀腺超音波檢查

　　超音波沒有輻射線，對人體沒有已知的傷害，是相當安全的檢查。

　　接受檢查時，受檢者仰臥、不睡枕頭，以便使頸部受檢區伸展，以便檢查進行。檢查者會將 jelly（膠質）塗在皮膚上，使檢查用的探頭與皮膚有良好的接觸，以便獲得良好的影像品質，這種膠質對皮膚是無害的。

　　檢查進行時受檢者可自然呼吸，盡量少吞嚥口水及說話。全部檢查時間依病況需要而定，一般而言約數分鐘到 15 分鐘不等。

2. 核醫掃描：一般用放射碘 I131 或 Tc99m 可看是否有攝取放射性物質的功能，但放射碘 I131 較常用於術後的追蹤，看殘餘甲狀腺組織及是否轉移之現象。

治療

1. 手術切除：對於分化良好的甲狀腺癌，一般以近全甲狀腺切除為原則。

2. 放射治療：術後以放射碘 I131 治療，若劑量高於 30mci，需住院隔離治療。

3. 甲狀腺素補充治療：因經手術及放射碘治療後，一定會甲狀腺功能低下，務必要補充甲狀腺素。

認識甲狀腺細針抽吸細胞學檢查

甲狀腺細針穿刺吸細胞學檢查，這個方法目前被公認是對「甲狀腺結節」做鑑別診斷最有效的檢查方式；醫師利用比抽血針還細的細針刺入甲狀腺異常部位，抽少許甲狀腺細胞進行檢查。在有經驗的醫師操作下，鮮有併發症的發生，也未曾聽過此項檢查會引起甲狀腺癌細胞擴散的報告。

追蹤

1. 放射碘 I131 核醫掃描。

2. 甲狀腺球蛋白（thyroglobulin）為甲狀腺癌指數，若上升表示可能有復發之情形。

	參考值	可能原因
甲狀腺球蛋白（thyroglobulin）	3 ～ 52 ng/mL	除分化良好的甲狀腺癌外，其他原因的甲狀腺腫、甲狀腺功能亢進、甲狀腺發炎都會上升。臨床只用來追蹤甲狀腺癌切除手術後及放射碘治療後是否復發。指數愈低愈好，一般小於 1 最好，比手術及放射碘治療後上升表示可能復發。

甲狀腺案例

❶ 突然發現頸部腫塊、微痛

患者為 63 歲男性，有高血壓病史，服藥中。平時喜歡運動，但常應酬及喝酒，講話聲音宏亮。三天前洗澡時突然發現右側下頸部有一雞蛋大小的腫塊，有微漲痛，身體並無其他不適。理學檢查較緊實。驗血發現有輕微血糖異常（116 mg/dl）及肝功能異常（ALT 45 U/L），但甲狀腺功能正常，甲狀腺超音波檢查診斷為甲狀腺囊腫，細針抽吸抽出約 8c.c. 血水。甲狀腺抽吸後頸部腫塊變小。代謝科，醫師將複方藥物改為單方雙胍類藥物（metformin），病人不再有不適，且血糖及醣化血色素均可維持非常正常的狀況。

解答：甲狀腺出血性囊腫常突然發現，因出血而產生，並非癌症細胞增生而成，在高血壓或出血傾向者，常於喉嚨用力出聲後出現。

❷ 頭痛、失眠、心悸

患者為 76 歲女性，因近半年來頭痛、失眠、心跳快、輕微運動會喘、有心雜音，住心臟科病房，平時其個性天真、開朗，但最近心浮氣躁，易生氣，體重已減輕十幾公斤。過去病史曾於年輕時甲狀腺手術治療，理學檢查明顯皮膚濕熱、手抖，此時已可判斷為復發性甲狀腺機能亢進，再經抽血檢驗證實，之後抗甲狀腺藥物治療，體重恢復，症狀改善。

解答：甲狀腺機能亢進因交感神經興奮，常以心臟病和失眠表現，頭痛是較少的症狀，因而被誤導而延遲診斷，但詳細問診及理學檢查仍是破解此症的關鍵。

甲狀腺案例

❸ 雙側下肢無力且血鉀偏低

一位 30 歲男性因雙側下肢無力被送到急診，經檢查有低血鉀症，且症狀有怕熱、流汗、體重減輕，理學檢查有心跳快、手抖之情形，懷疑甲狀腺機能亢進，轉至新陳代謝科門診驗血確診，其家族史父親也有類似的情形。

解答：此為甲狀腺機能亢進週期性麻痺（thyrotoxicosis periodic paralysis），常發生於男性、有家族遺傳傾向，且亞洲人較常見。因特殊體質，細胞膜不穩定，有甲狀腺機能亢進時易使鉀離子由細胞外流入細胞內，導致低血鉀而發生下肢無力，甚至跌倒。在發作時要補充鉀離子，平常也建議多吃蔬菜、水果以補充鉀離子，若食用大量碳水化合物，如米飯、饅頭會刺激胰島素分泌，亦可引起鉀離子流動，促發低血鉀而下肢無力，一般治療好甲狀腺機能正常則較不會發作。

❹ 肥胖、不孕、還有貧血

32 歲女性，為家庭主婦，育有一子 4 歲，身高 168 公分，體重 98 公斤，因不孕到某醫院自費全身健康檢查，發現有輕微貧血及 TSH 上升之情形，轉至新陳代謝科。回顧患者近年來體重逐漸增加約十幾公斤，常倦怠、無力、怕冷、便秘、月經不順，很想再懷孕生子，但一直不孕。經進一步檢查，診斷為橋本氏甲狀腺炎之甲狀腺機能低下。以甲狀腺素治療後，體重減輕十幾公斤，血色素恢復正常，後再生二女。

解答：隨時要警覺甲狀腺功能低下症的症狀，怕冷、便秘、水腫，務必詢問詳查。

❺ 從小生長遲滯、智能低下、長期便秘

患者為 17 歲男性，從小生長遲滯、智能低下，因長期便秘，常常到急診以灌腸治療，最後因嚴重無法進食才住院檢查，其實病患除生長遲滯外，一直有怕冷、便秘、皮膚乾燥、黏液性水腫之情形，這些都是因甲狀腺功能低下所引起的症狀，其為先天性從小即有，在當時未做新生兒先天疾病篩檢，後來又未獲得正確診斷及治療，因此導致生長遲滯、智能低下之情形，所幸治療後身高由 114 公分增加至 152 公分，且智能低下也有改善。

解答：先天性甲狀腺功能低下導致生長遲滯、智能低下及便秘。長期便秘者要問診有無甲狀腺功能低下怕冷、體重增加、皮膚乾燥、及黏液水腫之特徵。

❻ 疼痛的甲狀腺腫大輕微發燒

患者 46 歲女性因有感冒有發燒症狀，於診所治療一陣沒有好轉，才發現頸部甲狀腺的部位疼痛症狀，而至新陳代謝科就診，另有吞嚥疼痛、肌肉或關節酸痛等症狀。甲狀腺雙側腫大疼痛但非對稱性且有雙側轉移現象。經抽血檢驗甲狀腺功能（如 TSH、T4）有 T4 高、TSH 低以及發炎指數（ESR）偏高，甲狀腺超音波檢查及細針抽吸細胞學檢查確定亞急性甲狀腺炎。初期使用非類固醇類抗發炎藥物，但效果不佳改使用類固醇，症狀很快改善。

解答：亞急性甲狀腺炎。鑑別診斷是急性甲狀腺炎和出血性囊腫。只要保持警覺性，根據其典型的病史及理學表現，不難診斷。

甲狀腺案例

❼ 甲狀腺快速變大

72歲男性，務農，最近數月體重減輕，雖然平時即有甲狀腺腫大，但最近卻甲狀腺迅速變的更大，且呼吸有點困難。超音波檢查疑似多發性結節性甲狀腺腫大，細針抽吸細胞學檢查檢體不足只有點血球細胞。轉至醫學中心，原想開刀治療，但再次細胞學檢查發現為分化不良性甲狀腺癌。其他分化良好的甲狀腺癌可以手術及放射碘治療，效果良好，但此癌進展迅速，不論手術、化學療法、放射線療法，效果均不佳，病情恐無法控制。

解答：甲狀腺結節主要區分是否有惡性腫瘤，針對迅速腫大的實質結節，尤其是低超音波回音、觸診堅硬的結節要高度警覺。而分化不良的甲狀腺癌，雖似多發性結節性腫大，但快速腫大有時有角狀（angular）的外觀為特徵。

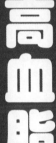

PART
5

高血脂

01 高血脂症

何謂血脂

　　高血脂即指血液中的脂肪高。血液中的脂肪，包括膽固醇及三酸甘油酯。但什麼是好的膽固醇、壞的膽固醇呢？血脂肪即膽固醇及三酸甘油脂是以不同分子大小之脂蛋白在血液中運行，脂蛋白依其密度大小可分：乳糜微粒、非常低密度脂蛋白、低密度脂蛋白及高密度脂蛋白。

　　而脂蛋白代謝依其脂蛋白來源可分外生性即外來食物，和內生性即自己肝臟合成而區分。

外生性脂蛋白代謝

　　外生性脂蛋白代謝途徑，即食物中的脂肪於腸道形成乳糜後，吸收進入淋巴循環，再由淋巴管進入靜脈，而乳糜微粒會被脂蛋白脂酶（LPL）分解三酸甘油脂成乳糜微粒代謝殘物進入肝臟（如圖一）。

圖一　能量代謝簡示圖

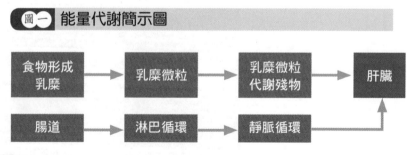

內生性脂蛋白代謝

是指非常低密度脂蛋白及高密度脂蛋白由肝臟合成釋出於血液中，非常低密度脂蛋白被脂蛋白脂酶分解而形成中間密度脂蛋白和低密度脂蛋白提供各組織膽固醇（如圖二），非常低密度蛋白及低密度蛋白易沉積於血管壁上導致血管硬化。反之，高密度脂蛋白代謝途徑是由原始高密度脂蛋白將組織中的膽固醇移入逐漸形成成熟高密度脂蛋白，此一過程稱為反向膽固醇運送亦可改善血管中的膽固醇堆積，因此高密度脂蛋白亦有血管的清道夫之稱 （如圖三），因此高密度脂蛋膽固醇愈高愈好。

圖二 內生性脂蛋白代謝途徑

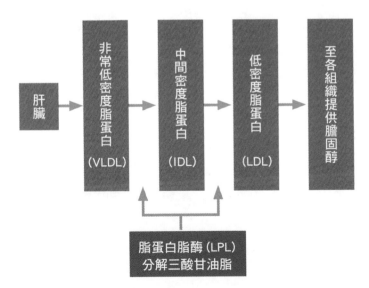

肝臟 → 非常低密度脂蛋白 (VLDL) → 中間密度脂蛋白 (IDL) → 低密度脂蛋白 (LDL) → 至各組織提供膽固醇

脂蛋白脂酶 (LPL) 分解三酸甘油脂

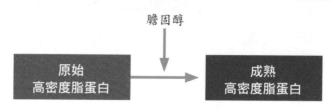

圖三　高密度脂蛋白代謝途徑

膽固醇

原始
高密度脂蛋白　→　成熟
高密度脂蛋白

　　舉例說明：例 1 ）總膽固醇為 210 mg/dl，高密度脂蛋白膽固醇為 60 mg/dl、低密度脂蛋白膽固醇為 100 mg/dl；例 2）總膽固醇一樣為 210 mg/dl，但高密度脂蛋白膽固醇 30 mg/dl、低密度脂蛋白膽固醇 130 mg/dl，例 2 明顯高密度脂蛋白膽固醇低而低密度脂蛋白膽固醇高，因此心血管疾病風險較高。

　　常見高血脂會導致心血管疾病（冠心症、中風）。但三酸甘油脂特高時則有胰臟炎的危險。

病因

　　為多重因素，有遺傳基因、肥胖體質、運動少、飲食過量、老化、藥物如女性何爾蒙、類固醇、利尿劑等。

	參考值	判讀
總膽固醇 （TC）	130 ～ 220 mg/dl	· 高於正常值：可能是低密度脂蛋白膽固醇較高，易心血管疾病，但若為高密度脂蛋白膽固醇較高則不一定要治療。
三酸甘油脂 （TG）	< 150 mg/dl	· 高於正常值：可能是非常低密度脂蛋白較高，常伴隨高密度脂蛋白膽固醇較低，是代謝症候群的特徵，等疾病。三酸甘油脂超過 1000 mg/dl 以上則有乳糜微粒血症，有胰臟炎的危險。
高密度脂蛋 白膽固醇 （HDL-C）	女性 >50 mg/dl 男性 >40 mg/dl	· 低於正常值：較易心血管疾病，可能是代謝症候群。
低密度脂蛋 白膽固醇 （LDL-C）	< 130 ～ 160 mg/dl	· 高於正常值，較易心血管疾病，對於已有心臟病、糖尿病的目標值更嚴，目前建議 < 100 mg/dl

症狀

　　一般並無症狀，有些直到心血管疾病、胰臟炎才發現。有些嚴重高血脂會有黃色脂肪瘤。黃色脂肪瘤有不同型表現，例如： 腳後跟的肌腱肥厚的肌腱型脂肪瘤、出疹型脂肪瘤、掌紋型脂肪瘤等。

治療

　　需積極飲食節制及運動，少吃含高飽和脂肪和高膽固醇的食物，如肥肉、豬油、牛油、奶油、氫化植物奶油、椰子油等。加工食品，如糕餅、西點通常也含高量飽和脂肪，內臟、蛋黃含高膽固醇。每週運動至少3次以上，但我個人認為要「量力而為」，最好每天規律運動，作根本生活型態的改善。生活型態的改善後仍高血脂就需藥物治療，藥物治療簡單歸納如下：針對低密度脂蛋白膽固醇偏高者，以史達汀（statin）為主，至於三酸甘油脂特高者（一般以三酸甘油脂大於 500 mg/dl 以上），以纖維酸（fibrate）為主，降血脂藥物一般而言相當安全，不過還是要注意肝功能及橫紋肌溶解症之可能，橫紋肌溶解症以肌肉痠痛無力表現。

　　目前另有研究顯示史達汀類降血脂藥物治療與糖尿病和

失智症的發生可能有關引起注意。但降血脂藥物治療可以減少心血管疾病的發生，若合乎用藥標準務必使用，不要因其可能很少發生的副作用而拒絕使用，得不償失。

表　史達汀（Statin）與纖維酸（Fibrat）類降血脂藥

種類	成分名	作用	副作用
史達汀（Statin）	· Atorvastatin · Rosuvastatin · Simvastatin	HMG-CoA reductase inhibitor，降低血中低密度脂蛋白膽固醇（LDL-C），減少心血管疾病、中風發作的危險。	肌肉疼痛、肝功能異常、黃疸·脹氣、胃痛、便秘、頭痛等（回診時應主動告知醫師）
纖維酸（Fibrat）	· Gemfibrozil · Fenofibrate · Bezafibrate · Clofibrate · Etofibrate	PPAR-α agonist，降低極低密度脂蛋白和三酸甘油脂、減少胰臟炎發生的危險。	便秘、腹瀉、噁心、肝功能異常、皮疹、肌肉痛

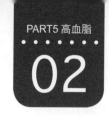

次發性高血脂症

認識次發性高血脂症

血脂肪代謝受到許多荷爾蒙如甲狀腺素、性荷爾蒙、類固醇、生長激素和藥物如利尿劑等的影響。因為其他原因引起的高血脂症即為次發性高血脂症，高血脂的診斷包括找出潛在次發性原因。因為在有些病患有高血脂症，雖經藥物治療但效果不佳，有可能是未找出潛在次發性原因而無效。

臨床常見次發原因分述如下：

● **甲狀腺功能偏低**：症狀有怕冷、便秘、浮腫、皮膚乾燥、倦怠、黏液性水腫等。甲狀腺功能偏低而導致高血脂症時，雖使用降血脂藥並不能降低血脂。反之，補充甲狀腺素，則治療簡單，病人又可得到很大的改善。

● **使用女性荷爾蒙**：對於已有三酸甘油脂高者，使用避孕藥或更年期補充女性荷爾蒙時應特別注意。有些病例甚至三酸甘油脂升高超過 1000 mg/dl 引起胰臟炎才被診斷出來。同樣的有輕微三酸甘油脂高之女性患者，在懷孕時亦可因懷孕時女性荷爾蒙上升之作用，而導致三酸甘油脂過高，而有引起胰臟炎。

● **肝腎病變：**在膽汁鬱積性之肝病，蛋白尿，腎功能不全之患者亦可引起高血脂症，因其肝腎臟疾病往往表現明顯，診斷不難，但治療上卻複雜許多。

● **其它原因：**如使用類固醇、利尿劑、過量飲酒，或其它內分泌疾病皆可能導致高血脂症。

總之，對於高血脂症應積極找出其次發原因予以對症治療，如此可事半功倍，達到最佳療效。

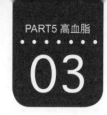

03 家族性高膽固醇血症

認識家族性高膽固醇血症

有時病人會問，我又不胖，飲食也很認真控制，為何膽固醇這麼高呢？其實這就是遺傳體質，而遺傳性最明顯且較嚴重的，是家族性高膽固醇血症。

家族性高膽固醇血症臨床表現，往往總膽固醇很高超過290 mg/dl，而膽固醇高主要是因為低密度膽固醇上升，其低密度膽固醇值常超過 190 mg/dl 為其特徵。但此特徵不是診斷依據。因低密度膽固醇接受器基因病變導致低密度膽固醇代謝不良，有低密度膽固醇接受器基因病變，才是確定診斷。

病因

家族性高膽固醇血症的病因（如圖），主要因低密度膽固醇接受器基因病變導致低密度膽固醇代謝不良，而造成低密度膽固醇太高。其遺傳性為自體顯性遺傳，在兄弟或子女中有一半的罹患機會。家族性高膽固醇血症早期無症狀，往往30、40 歲發生冠狀動脈疾病才被診斷。有些患者因膽固醇太高堆積在腳後跟的肌腱，而呈現肌腱肥厚的情形，以及關節部位有黃色脂肪瘤可輕易判斷。

圖 **家族性高膽固醇血症病因**

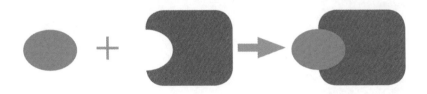

正常

低密度脂蛋白　　　　　LDL 接受器　　　　　結合並提供細胞
（LDL）　　　　　　　　　　　　　　　　　膽固醇

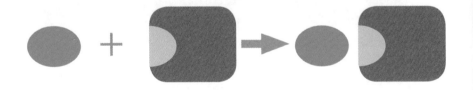

家族性高膽固醇血症

低密度脂蛋白　　　　　LDL 接受器　　　　　無法結合及進一步代謝
（LDL）　　　　　　基因異常

治療

　　目前除飲食運動外，以降血脂藥物治療為主，而治療家族性高膽固醇血症以降血脂藥物以史達汀（statin）類為主，但劑量要高，才能達到較好的結果或史達汀類加 Ezetimibe。另外有血液透析方式治療，在高劑量史達汀類治療無效時可考慮使用。

主成分	Ezetimibe
商品名	Ezetrol
作　　用	· 抑制膽固醇及相關植物固醇在腸胃道的吸收進而達到降低血中膽固醇及低密度脂蛋白的作用。 · 可治療原發性膽固醇血症、同型接合子家族性高膽固醇血症等。
副作用	腹脹、腹痛、便秘、頭痛、疲倦等。
用　　法	口服，每天一次，可併用史達汀類，效果較佳
注　　意 事　　項	· 有致畸胎的危險，若懷孕請立即告訴醫師。 · 定期監測膽固醇，已確定是否需調整劑量。

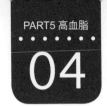

04

三酸甘油脂
特高之乳糜微粒血症

乳糜微粒與脂血症

三酸甘油脂特高是指三酸甘油脂超過 1000 mg/dl 以上。三酸甘油脂特高常是乳糜微粒和非常低密度脂蛋白代謝異常而引起。只有非常低密度脂蛋白高時三酸甘油脂通常不會超過 1000 mg/dl 以上。三酸甘油脂高時可以看到血清部分較濁，稱為脂血症，將血清冷藏靜置可見浮於血清上層白色油脂即為乳糜微粒，下層白濁為非常低密度脂蛋白高。飯後有乳糜微粒是正常，但飯前還有乳糜微粒時，其三酸甘油脂就會特高。

三酸甘油脂特高超過 1000 mg/dl 以上有引發胰臟炎的危險，其實也會有心血管疾病的危險。而且因反覆胰臟炎還會引起血糖代謝異常，進而引起糖尿病，惡性循環很難控制。

病因

主要是脂蛋白脂酶（lipoprotein lipase）相關的遺傳基因異常引起（如圖）。加上脂肪攝取過量、飲酒、藥物如女性何爾蒙、類固醇、利尿劑也可能使原本三酸甘油脂不太高的患者變得特高而不自知。

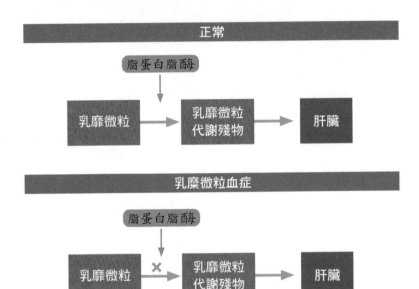

圖 乳糜微粒血症成因

| 正常 |

脂蛋白脂酶

乳糜微粒 → 乳糜微粒代謝殘物 → 肝臟

| 乳糜微粒血症 |

脂蛋白脂酶

乳糜微粒 ×→ 乳糜微粒代謝殘物 → 肝臟

症狀

可無症狀、暈眩、腹痛、神經痛、不適、出疹性脂肪瘤（像青春痘黃色脂肪瘤）、到胰臟炎。

治療

1. **低油飲食：**嚴格低油飲食是以幾乎吃全水煮方式烹調食物，要避開豬牛羊（紅肉），雞肉也不可吃皮，蛋白質來源

為植物性食物或蒸煮方式的魚，嚴格低油飲食務必由專業營養師指導。嚴格低油飲食雖然辛苦，但比胰臟炎腹痛要禁食時來得輕鬆。

2. 藥物治療：藥物治療以 fibrate 為主，魚油（魚油主要是從魚的脂肪組織中萃取出來，含有 ω- 3 多元不飽和脂肪酸系列中對人體有益的 DHA 及 EPA 脂肪酸；一般成年人 DHA 加上 EPA 的一天攝取量約需要 400 ～ 600 毫克，有心血管疾病者，則 DHA 加上 EPA 的建議攝取量必須要是一般成年人的 2 倍，也就是一天 800 ～ 1200 毫克，懷孕婦女，建議增加 ω- 3 的攝取量，其中 DHA 每天要攝取 200 毫克至 300 毫克。）亦可。

3. 其他：戒酒及避免女性何爾蒙、類固醇、利尿劑等藥物。

4. 血脂透析：有胰臟炎，必要時可血脂透析。

高血脂案例

❶ 為何高血脂治療效果不彰

40 歲男性為業務員，因高血脂症之前在某醫院內科以兩種降血脂藥物（statin 及 fibrate）治療，其膽固醇及三酸甘油脂仍相當高而轉診。其實患者也有怕冷、便秘、水腫、皮膚乾燥之情形，且反應較慢，其甲狀腺不大，驗血確定為橋本氏甲狀腺炎之甲狀腺機能低下，引起其高血脂症，因此改以甲狀腺素補充治療，其膽固醇、三酸甘油脂明顯下降。

解答：此患者甲狀腺功能低下症是其高血脂症次發原因。針對高血脂症，尤其是特別高又治療效果不彰者，要時時注意有無次發原因。因為要針對其根本次發原因治療才會簡單又有效。

❷ 心肌梗塞是家族命定的悲劇嗎？

患者為 38 歲男性，為醫學中心行政主管，工作認真負責，常加班熬夜，平時注意飲食及規律運動。醫院的健康檢查顯示總膽固醇很高約 290 mg/dl 以上，雖建議至新陳代謝科就診，以確定是否為低密度脂蛋白的膽固醇較高，但一直不以為意，想過一陣子再去檢查，誰知卻於一次會議中突然胸痛、冒冷汗，送急診診斷為心肌梗塞，並轉心臟科加護病房治療，其後亦發現其低密度脂蛋白膽固醇亦較高為 200 mg/dl，且其父親於 50 歲左右時因心肌梗塞過世。所幸患者治療後一直未再發作，保持健康狀態。

解答：患者為家族性高膽固醇血症，此為顯性遺傳，即家族中子女或兄弟有一半的機率會有相同的病症，且易於中年時心肌梗塞，家族成員應早期篩檢、早期治療，家族命定的悲劇是可以預防的。

❸ 黃色掌紋及細小黃色突起物

患者為 36 歲男性，因發現手掌的掌紋呈現黃色，且上面有些細小黃色突出物為黃色脂肪瘤就診。身體無其他不適，也無其他疾病使用藥物。雖知道有膽固醇及三酸甘油脂皆較高的病史，但最近應酬較多，飲食較無節制，其脂蛋白電泳可見貝它脂蛋白帶較寬。

解答：此案例的手掌黃色脂肪瘤，是診斷第三型高脂蛋白血症的關鍵，即為非常低密度脂蛋白代謝成低密度脂蛋白的過程異常，而產生中間密度的脂蛋白（IDL 或 Beta VLDL）的出現及累積。

❹ 阻塞性黃疸，併嚴重高膽固醇血症及手掌黃色脂肪瘤

患者為 47 歲女性，因總膽固醇高達 1000 mg，手掌密佈大小不一的黃色脂肪瘤，而轉至新陳代謝科，回顧其病史，其膽道結石多次手術且常使用抗生素（amoxicillin），因 amoxicillin 可能加重阻塞性黃疸，而阻塞性黃疸又可導致血脂肪的代謝異常，產生特殊脂蛋白—X（LP—X），因此停用 amoxicillin 及膽汁引流，約一年時間，其膽固醇降至 200 mg/dl 左右，手掌的脂肪瘤也改善。

解答：此患者其高血脂症是雙重次發原因。主要是阻塞性黃疸引起再加上抗生素（amoxicillin）第二次發原因而加重。針對次發原因引起高血脂症，只要針對其根本原因治療就有效。

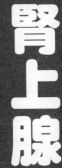

PART
6

腎上腺

01 認識腎上腺

重要的內分泌腺體──腎上腺

　　腎上腺是位於兩側腎臟上端三角形狀很重要的內分泌腺體，可分外面皮質部及裡面髓質部（如表一）。

　　在皮質部又可依外中內三個區帶分泌不同的荷爾蒙，外區帶為醛固酮，若形成腫瘤過度分泌會導致原發性醛固酮血症，常以低血鉀及高血壓表現；中區帶主要分泌為醣皮質類固酮，若過度分泌會導致庫欣氏徵候群，以庫欣氏外觀（如表二），肥胖、高血壓等表現；內區帶主要分泌為女性及男性荷爾蒙，若形成腫瘤或先天性腎上腺增生，則以男性及女性化特徵為表現，至於髓質部主要是分泌交感神經素，其常見的腫瘤為嗜鉻細胞瘤，常以陣發性高血壓併頭痛、潮紅表現。

　　腎上腺常見的疾病有時很難診斷，常以次發性高血壓表現，如何由病史、理學檢查做出正確診斷才有最佳治療下的選擇，於各章節再予以說明。

表一 **外面皮質部及裡面髓質部**

		主要荷爾蒙	常見疾病	主要表徵
皮質部	外區帶	醛固酮	原發性醛固酮血症	高血壓併低血鉀
	中區帶	醣皮質類固酮	庫欣氏徵候群	肥胖庫欣氏外觀
	內區帶	性荷爾蒙	先天性腎上腺增生或性荷爾蒙分泌瘤	男性或女性化
髓質部		交感神經素	嗜鉻細胞瘤	陣發性高血壓併頭痛、潮紅

表二 **庫欣氏徵候群外觀**

臉　部	較圓，如月亮臉
肩　部	水牛肩
腹　部	肥胖較圓，有紫色條紋
四　肢	萎縮較瘦
皮　膚	較薄，易皮下出血

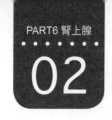

庫欣氏症候群
Cushing's Syndrome

認識庫欣氏症候群

有些女性患者因體重增加太多想減重，但細問病史，父母與姊妹並無肥胖病史，且無暴飲暴食的情形，臉部圓且潮紅，且腹部還有紫色紋路，此時就要懷疑庫欣氏症候群，一般體質性肥胖常含有家族肥胖的情形，很容易區分。

庫欣氏症候群是腎上腺皮質醇過度分泌所引起。而腎上腺皮質醇過度分泌會引起身體新陳代謝尤其脂肪代謝有很大的變化。

症狀

體重增加和肥胖是庫欣氏症候群（Cushing's Syndrome）的主要症狀。其肥胖脂肪沉積分佈卻很特殊為腹部肥胖，臉部肥胖較圓有月亮臉之稱，在背頸部胖脂肪沉積有水牛肩、鎖骨上亦有脂肪沉積，但嚴重者反而四肢脂肪肌肉組織減少萎縮。其他特徵還有皮膚變薄、容易瘀血、骨質疏鬆、消化性潰瘍、高血壓、高血糖，女性患者亦可表現多毛和痤瘡、月經失調。腹部因快速肥胖，導致似妊娠紋的紫色紋為其重要特徵，與白色的妊娠紋很容易區分。可為一般肥胖或庫欣氏症候群的重要區分指標。

病因

有腦下垂體腺瘤、腎上腺腺瘤或腎上腺癌、異位性腫瘤、

其它癌症如肺小細胞癌（small cell lung cancer）導致過度分泌皮促素（ACTH）間接導致腎上腺皮質醇上升，或直接腎上腺過度分泌腎上腺皮質醇而引起。

診斷

　　庫欣氏症候群的生化學檢查主要是要確定皮質醇過度分泌功能檢查（如24小時尿液游離皮醇測定、皮釋因刺激試驗等）及確認腫瘤位置影像定位檢查（如電腦斷層及磁振造影）。

24 小時尿液游離皮醇測定 （Urine Free Cortisol）

　　這是目前認為最具特異性之檢查，當24小時尿液腎上腺皮醇排泄量超過100毫克以上，一般可診斷為庫欣氏症候群但需排除其他可能上升的原因例如憂鬱症或酗酒等。

酗酒引起假性庫欣氏症候群

　　有些長期酗酒者，其外觀很像「庫欣氏症候群」，有潮紅、月亮臉、腹部肥胖、四肢皮膚薄而易皮下出血，甚至驗血時其腎上腺皮質素（cortisol）還升高，有時也會被以為患者是吃含類固醇的藥物而引起，其實不然，只要詳問病史，長期酗酒就是引起其外觀像「庫欣氏症候群」的「假性庫欣氏症候群」。

治療

一般以外科手術治療、或放射治療及少數藥物治療如 ketoconazole 它是抗黴菌劑，可以抑制腎上腺類固醇合成。

商品名	ketoconazole
作　用	抗黴菌，使用於黴菌引起的感染，抑制腎上腺類固醇合成。
副作用	過敏、腹瀉、頭暈、咳嗽、疼痛肝功能異常、男性女乳、月經不順等。
用　法	口服
注　意事　項	• 應定期監測肝功能 • 懷孕時不能使用。

追蹤

定期追蹤以確定高血壓、高血糖、體重、腦下腺垂體功能或腎上腺皮質功能是否回復正常

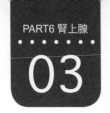

03 原發性腎上腺皮質機能不全

認識腎上腺醣皮質類固醇？

希腎上腺醣皮質類固醇（簡稱腎上腺皮質素）是受下視丘及腦下垂體的刺激而分泌。若腎上腺醣皮質細胞因自體免疫疾病或感染或不明原因破壞，而腎上腺皮質細胞無法製造和分泌腎上腺皮質素的功能，導致腎上腺皮質機能不全。

於緊急情況時要提高腎上腺皮質素，因腎上腺皮質素分泌無法增加，會有低血壓休克的危險。因腎上腺皮質機能不全，會負回饋引起腦下垂體分泌的 ACTH MSH 上升，使皮膚變黑尤其是嘴唇和指關節位置，為其特徵。若無皮膚變黑臨床醫師不易判斷。應提高警覺，由病史症狀推測。

症狀

主要是疲勞、無力、食欲不振、噁心、體重減輕、血壓較低、血鈉較低等（如圖）。

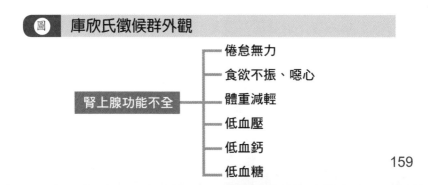

圖 庫欣氏徵候群外觀

腎上腺功能不全
- 倦怠無力
- 食欲不振、噁心
- 體重減輕
- 低血壓
- 低血鈣
- 低血糖

159

診斷

　　初步可經由驗血檢查上午八時的腎上腺皮質素來確認。因為上午八時的腎上腺皮質素理應最高，但卻很低就可以診斷。但有時腎上腺皮質機能不全但其生化檢查卻在正常範圍，需進一步檢查。正確臨床診斷，就由專家研判。

表 腎上腺皮質素檢查		
項目	參考值	可能異常原因
Cortosol	・上午 8 時： 　5 ～ 20 ug/dL ・下午 4 時： 　3 ～ 10 ug/dL	・偏低：腎上腺功能不全 ・偏高：庫欣氏症候群(需排除服用類固醇藥物、長期壓力等其他原因)

治療

　　原發性腎上腺皮質機能不全需要長期補充腎上腺皮質素。且醫師與患者應提高警覺，於緊急情況時要提高腎上腺皮質素劑量。

　　另外有些患者可能有其他自體免疫的疾病如甲狀腺機能亢進、甲狀腺機能低下、第 1 型糖尿病等要一併治療。

表 腎上腺皮質素

商品名	cortisone
作　用	補充腎上腺皮質功能
副作用	可能引起腸胃不適，過量會引起庫欣氏症候群
用　法	口服
注　意 事　項	・有感冒或緊急情況時要提高腎上腺皮質素劑量，甚至改為注射的劑型。 ・勿自行停藥，有緊急情況，要告知醫師正在使用此藥。由醫師判斷是否相關。

04 醫源性 庫欣氏症候群

類固醇製劑即所謂「美國仙丹」

臺灣因藥物管理不善，常有患者自行使用藥物，若長期因氣喘、皮膚濕疹、關節炎使用類固醇製劑即所謂「美國仙丹」的病史，就會造成醫源性庫欣氏症候群，有庫欣氏症候群外觀，即月亮臉、腹部肥胖、水牛肩、四肢肌肉萎縮、皮膚變薄、容易瘀血、骨質疏鬆等。且長期抑制了腎上腺自行製造和分泌腎上腺皮質素的功能，導致腎上腺皮質機能不全（如圖）。

庫欣氏症候群外觀不明顯時，臨床醫師不易判斷便，應提高警覺，由長期藥物的病史推測。

圖　長期使用類固醇的主要影響

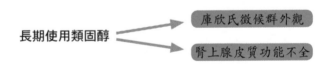

長期使用類固醇 → 庫欣氏徵候群外觀

長期使用類固醇 → 腎上腺皮質功能不全

症狀

　　醫源性庫欣氏症候群有時會有庫欣氏症候群外觀如亦可無庫欣氏症候群外觀只有腎上腺皮質機能不全的症狀包括疲勞、無力、食欲不振、噁心、體重減輕等。

診斷

　　經由驗血檢查腎上腺皮質素來確認。由於類固醇製劑代謝影響生化檢查結果不易判斷，可以是腎上腺皮質機能不全但生化檢查皮質醇正常，因此臨床診斷非常不易，就交由專家研判。

治療

　　腎上腺皮質機能不全需要藥物腎上腺皮質素補充直到「下視丘—腦下垂腺—腎上腺」軸功能恢復。無法恢復者需要終生補充。且醫師與患者應提高警覺，於緊急情況時要提高腎上腺皮質素劑量，且由原本口服改注射的劑型。

05 嗜鉻細胞瘤
Pheochromocytoma

症狀

自主神經系統包括交感神經及副交感神經，交感神經的作用是增加心臟、血管的收縮力及速度以應付危險的情況，因此會血壓上升、心跳快，而體內有嗜鉻細胞瘤時，其交感神經是自行分泌過多的交感神經素而引起血壓驟升、心跳驟快、臉部潮紅，甚至腹瀉的情形（如圖）。

當病人有陣發性心悸、高血壓、臉部潮紅等症狀或持續性高血壓很難控制時，醫師就會將嗜鉻細胞瘤視為重要的鑑別診斷。腎上腺分皮質和髓質部分。嗜鉻細胞瘤常常發生在腎上腺髓質部分，腎上腺髓質分泌交感神經素，這些交感神經素作用於血管之受體產生周邊血管之收縮，使得血壓升高但有時血壓突然升很高有中風和心臟衰竭的危險。

診斷

生化檢查確定交感神經素分泌過多後，再以電腦斷層攝影或核磁共振檢查、核子醫學檢查、腎上腺靜脈取樣來位定和鑑別是在腎上腺或異位性在腎上腺以外其他部位。

手術

　　手術中可能因血壓急遽升高或嚴重降低而發生意外。手術的注意事宜屬於專業部分，患者應找有經驗的團隊，以減少手術併發症。

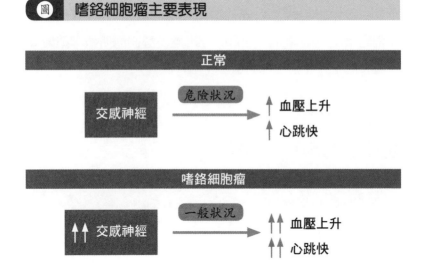

圖　嗜鉻細胞瘤主要表現

正常

交感神經　→（危險狀況）→↑血壓上升
　　　　　　　　　　　　　↑心跳快

嗜鉻細胞瘤

↑↑交感神經　→（一般狀況）→↑↑血壓上升
　　　　　　　　　　　　　　　↑↑心跳快

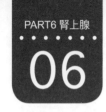

06 原發性
醛固酮症

醛固酮作用

有正常血壓，血液才可正常運送氧氣和養分至各組織，因此維持血壓對人體很重要。在低血壓和低血鈉時，醛固酮（aldosteron）會有吸鈉排鉀作用以維持血壓和鈉鉀平衡。

原發性醛固酮症（Primary Aldosteronism）是因腎上腺皮質細胞增生或腫瘤而不正常的分泌過多醛固酮所致，造成高血壓和血中鉀離子下降的情形（如圖　）。

圖 ▌ **原發性醛固酮血症成因**

正常

醛固酮 （腎上腺）	→	留鈉排鉀 （腎臟）	→	維持血壓和 鈉鉀平衡

原發性醛固酮血症

↑醛固酮 （腎上腺）	→	↑留鈉排鉀 （腎臟）	→	高血壓 低血鉀

原發性
醛固酮症 06

項目	參考值	鑑別原因
高血壓	大於或等於 140/90 mmHg	• 原發性高血壓：找不到其他疾病 • 次發性高血壓：由其他疾病引起之高血壓，如：原發性醛固酮症、庫欣氏症候群、嗜鉻細胞瘤、慢性腎臟病等

診斷

因為血清醛固酮是腎上腺原發性分泌太高，因此會抑制血清張力素（renin）導致血清醛固酮濃度（plasma aldosterone concentration）與血清張力素活性（plasma renin activity）之比值（ARR）（aldosterone to renin ratio）較高。

生化檢查確定後，再以電腦斷層攝影或核磁共振檢查、核子醫學檢查、腎上腺靜脈取樣來位定和鑑別是醛固酮分泌腺瘤或雙側腎上腺增生。

治療

1. 針對雙側腎上腺增生則以內科治療，即以醛固酮受體拮抗劑（spironolactone）治療 。

2. 若是腎上腺單側腫瘤則可以手術治療。手術前以醛固酮受體拮抗劑治療高血壓，手術後應停用醛固酮受體拮抗劑，以避免高血鉀症。

表 醛固酮受體拮抗劑	
商品名	Spironolactone
作 用	降血壓、提升鉀離子
副作用	高血鉀症、抗睪固酮的作用在男性可能產生如性欲減低及男性女乳症，而在女性可能會造成月經不規則
用 法	口服
注 意 事 項	避免服用鉀離子的補充劑，而且不要攝取富含鉀質的食物

表	含高鉀食物（每百克食物高於 300 毫克）	
澱粉類	小麥胚芽、麥片、山粉圓、芋頭、蕎麥、糙米、即時燕麥片、小麥、養生麥粉、黑糯米、馬鈴薯	
蔬菜類	乾海帶、紫菜、髮菜、皇帝豆、花豆、蠶豆、杏仁、毛豆、花生、栗子、芝麻醬、蓮子、素雞、豆腐皮、川七、莧菜、草菇、梅乾菜、波菜、茡薺、空心菜、金針菇、茼蒿、牛蒡、山藥、韭菜、蕃薯葉、芹菜、甜椒	
水果類	龍眼乾、葡萄乾、紅棗、柿餅、榴槤、釋迦、芭蕉、美濃瓜、瓜類、桃子、奇異果、香蕉、仙桃、龍眼、番茄	
魚貝肉蛋類	柴魚片、干貝、小魚乾、蝦米、豬肉乾、香魚片、黑鯧、鴨賞、豬肉鬆、魷魚絲、蝦皮、蠟肉、蒟蒻香腸、鰹魚、班節蝦、吳郭魚	
乳製品	脫脂即溶奶粉、低脂奶粉、全脂即溶奶粉、羊乳片、煉乳、奶精	
其他	低鈉鹽、可可粉、無鹽醬油、茶包、酵母粉、咖哩粉、大豆卵磷脂、黑胡椒粉、枸杞、三合一咖啡、豆瓣醬、黑糖、美極鮮味露、醬油膏	

腎上腺案例

❶ 體重增加、月經變少、不孕、高血壓

患者為 33 歲，女性，7 年前生下一女後，就體重增加、月經變少、不易懷孕，最近發現有高血壓、蛋白尿、運動時會喘、下肢無力，轉新陳代謝科。身高 159 公分，體重 71 公斤，臉潮紅，水牛肩，腹部有明顯紫色斑紋，下肢相對較細。

解答：經一系列檢查，確定有左側腎上腺瘤引起庫欣氏症候群，手術切除後外觀及症狀明顯改善，庫欣氏症候群的外觀為其特徵。對於體重無故增加太多，應注意此症。

❷ 意識不清、低血壓、圓臉、腹部肥胖

患者為 66 歲，男性，長期因關節疼痛，使用黑色藥丸的中藥，外觀有圓臉，腹部肥胖，但四肢卻較細，皮膚薄有皮屑且皮下有瘀血情形，此次因意識不清，被送到急診，而發現有低血壓、低血鈣及低血糖之情形。

解答：病人之外觀有庫欣氏症候群的外觀，但低血壓、低血鈣及低血糖為腎上腺功能不足的表現，加上長期使用藥物治療關節疼痛，判斷為醫療性庫欣氏症候群，應先加倍補充腎上腺皮質素，宜狀況改善再慢慢減量。

❸ 高血壓難控制、倦怠

患者為 42 歲，男性，高血壓已有數年，但一直控制不好，且身體常常疲累、無力。想進一步檢查，理學檢查外觀正常，中等身材，驗血檢查血糖、血脂、肝功能正常，但鉀離子偏低。

解答：高血壓又鉀離子偏低，是醛酮症的特徵，經一系列檢查確定，為左側腎上腺有結節性增生分泌過高的醛酮症所引起，手術後血壓及鉀離子恢復。

❹ 皮膚暗黑、血壓低、倦怠

患者為 26 歲女性，近年來身體常感疲倦，血壓也很低，雖不常曬太陽，但皮膚卻愈來愈黑，尤其是指關節處及嘴唇。想進一步檢查到底新陳代謝出了什麼問題，其體重較輕，胃口不好，沒有食慾。

解答：經驗血確定為原發性腎上腺皮質功能不足，因腎上腺功能不足，造成其症狀倦怠、沒食慾及低血壓等，而其色素沉積是因原發性腎上腺皮質功能不足而負回饋引發腦下垂體分泌，會刺激黑色素沉積的荷爾蒙增加的緣故。

❺ 產後出血、無月經、恥毛脫落、肋膜及心包膜積水

患者為 45 歲女性，於 16 年前生完女兒有產後出血，經治療後並無大礙，數年後開始沒有月經，恥毛也逐漸脫落，近年來身體更是不適、倦怠、怕冷、運動會喘，直到去急診，才發現肋膜及心包膜積水等問題。

解答：腦下垂體前葉分泌 4 種荷爾蒙，有生長激素、腎上腺素、甲狀腺和性腺的刺激素。腦下垂體對於產後出血較其他組織敏感，因此，若較嚴重的出血，可能導致腦下垂體的傷害，但其傷害往往數年後漸漸發生，先以性荷爾蒙不足表現，一般不以為意，到了腎上腺及甲狀腺功能不足時，則病況可能已經很嚴重了，導致本例的肋膜及心包膜積水。

171

副甲状腺 & 胰島素瘤

01 胰島素瘤

低血糖、胰島素偏高

低血糖的原因很多。常為糖尿病患者使用降血糖藥物過量或肝腎疾病、甲狀腺、腎上腺功能不足所引起。對於一向健康卻反覆低血糖，就要考慮是胰島素瘤。因為胰島素會降低血糖，所以一般的低血糖時會抑制胰島素分泌，胰島素數值就會很低。但胰島素瘤因自主分泌太多胰島素引起低血糖。所以低血糖時又胰島素偏高是其特徵。胰島素瘤引起低血糖和一般低血糖一樣會引發交感神經興奮會有心悸、冒汗、蒼白、頭痛、易怒等症狀，另外中樞神經細胞因血糖不足而會有反應遲鈍、精神恍惚、注意力不集中、口齒不清、甚至怪異行為等症狀。

診斷

低血糖發作時（血糖小於 45 mg/dl）且胰島素偏高即可診斷。胰島素 / 血糖其比值會大於 0.3。胰島素瘤常在胰臟，但仍須以腹部電腦斷層、核磁共振、高度選擇性動脈攝影定位，因為在胰臟頭部或中間體部或尾部，其手術方式與預後皆不同。

治療

　　一般以手術治療，腫瘤位於胰臟頭部只以腫瘤挖除，但體部或尾部之腫瘤則以胰臟遠端切除治療。

低血糖似胰島素瘤案例

❶ 甲狀腺機能亢進、低血糖、體重增加

　　一位 30 歲女性患者最近被診斷有甲狀腺機能亢進，經抗甲狀腺藥物治療後，甲狀腺機能亢進的症狀改善卻常飢餓感，甚至冒冷汗，需要不斷進食，體重也快速增加，終於因嚴重低血糖昏倒而被送至急診，給予葡萄糖注射後意識恢復，住院檢查發現其胰島素的數值相當高，為一般胰島素瘤的數值的 5 倍以上，雖還是懷疑胰島素瘤，經電腦斷層等檢查並未發現任何腫瘤，而照會新陳代謝科醫師。

解答：此為罕見情況，因甲狀腺機能亢進，使用抗甲狀腺藥物時引發的胰島素自體免疫的疾病，產生大量胰島素的抗體，進而也分泌大量的胰島素而造成。

❷ 中風患者常低血糖

　　一位 73 歲男性患者，因中風病史，於神經內科追蹤治療，並以降血壓、降血脂藥及降尿酸藥物治療中，還有輕微腎功能不全。最近因常發生飢餓、冒冷汗之情形，且發作時，要吃甜食或飲料，就會改善，因此，懷疑胰島素瘤引起的低血糖，而轉至新陳代謝科門診進一步檢查，其低血糖狀況，常 2～3 天發作一次，病史中常有倦怠，無明顯確定病因，為要找出潛在原因，因此測腎上腺、甲狀腺、肝功能等發現輕微甲狀腺機能低下，此應為其低血糖發作原因，給予甲狀腺素治療數週後追蹤患者明顯改善，不再倦怠也沒有低血糖的情形。

解答：輕微甲狀腺功能低下，臨床症狀較不明顯，很難被診斷出來，但對於老年人有高血脂時，應予篩檢甲狀腺功能，至於低血糖的發作應詳查病史、理學檢查、追蹤各種可能原因，不要一下就懷疑是罕見的胰島素瘤，而疏忽了常見的原因。

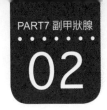

PART7 副甲狀腺

02 副甲狀腺

認識副甲狀腺

　　副甲狀腺為四個碗豆大小的腺體，位於甲狀腺後面上下左右四個角落。副甲狀腺主要是調節鈣與磷的平衡。鈣是骨骼、牙齒中最重要的元素，也是神經、肌肉傳導運作很重要電解質。常見的副甲狀腺疾病其表現及原因（如下表）——

表 常見副甲狀腺功能異常之表現及原因				
	鈣	磷	副甲狀腺素	常見原因
副甲狀腺機能亢進	↑	↓	↑	副甲狀腺瘤
副甲狀腺功能低下	↓	↑	↓	甲狀腺術後或自體免疫
假性副甲狀腺功能低下	↓	↑	↑	先天遺傳

副甲狀腺機能亢進

　　副甲狀腺機能亢進的影響（如圖一），副甲狀腺素的作用是將骨骼中的鈣釋出，且增加腸內鈣的吸收，以提高血中的

鈣，進而尿中的鈣也增加。因此高血鈣的併發症（如圖二），
因尿鈣增加，會將水分帶出，有多尿、口渴、便秘的情形，
而尿鈣過高也會有尿路結石，進而影響腎功能。血鈣的增加，
也會與磷沉澱於血管及軟組織而鈣化及另外高血鈣對神經肌
肉也會有傳導遲鈍的影響。

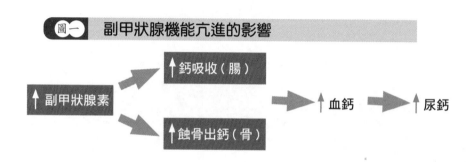

圖一　副甲狀腺機能亢進的影響

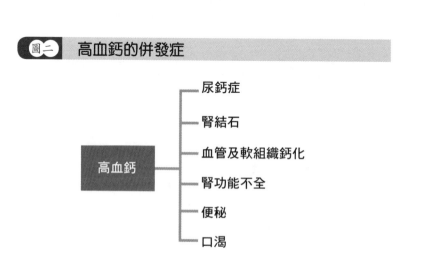

圖二　高血鈣的併發症

診斷

　　副甲狀腺機能亢進診斷並不困難，一旦高血鈣又副甲狀素高時，即可確定，但進而要以副甲狀腺超音波及核醫掃描定位。一般以手術治療為主。

項目	參考值	可能原因
鈣	9 ～ 10.5 mg/dL（或 2.02 ～ 2.60 mmol/L）	・高於正常值：副甲狀腺機能亢進、惡性腫瘤、維生素 D 中毒、甲狀腺機能亢進、肺結核等。 ・低於正常值：副甲狀腺機能低下、維生素 D 缺乏等。
副甲狀腺素（i-PTH）	12 ～ 72 pg/ml	・高於正常值：副甲狀腺機能亢進、慢性腎衰竭、維生素 D 缺乏等 ・低於正常值：副甲狀腺機能低下

副甲狀線機能低下

副甲狀腺機能低下最常見的原因，是因甲狀腺手術後的併發症，若無手術，則為原發性副甲腺機能低下。副甲狀腺機能低下時，鈣的吸收及蝕骨出鈣的功能降低，引起低血鈣，因血鈣太低，神經及肌肉不穩定，易有肌肉收縮跳動及抽筋的情形。

診斷

低血鈣且低副甲狀腺素數值，即可診斷。

治療

緊急情況可先靜脈注射鈣，但長期治療應以活性維生素D（calcitriol）及鈣片補充，應維持血鈣血磷的正常，避免低鈣高磷，引起軟組織鈣化及抽筋的不適。

假性副甲狀腺機能低下

假性副甲狀腺機能低下為少見遺傳性疾病，以低血鈣的方式表現，但副甲狀腺素的數值卻偏高，乃因副甲狀腺素接受器先天異常及作用較差引起。圓臉、短指為其特徵，診斷並不困難治療，也以活性維生素D及鈣片治療即可。不過本症有時也會有其他荷爾蒙的異常，如生長激素、甲狀腺素等都應一併注意。

副甲狀腺案例

❶ 副甲狀腺機能亢進引起復發性雙側結石

　　51歲男性，在泌尿科接受體外震波碎石術治療後，因糖尿病轉診新陳代謝科，回顧病史，其腎結石為復發性且雙側發生，因此懷疑高血鈣導致腎結石，經檢驗確定有高血鈣及副甲狀腺素較高，確定為副甲狀腺機能亢進，再經副甲狀腺超音波及核醫掃描定位後手術治療，目前血鈣正常，結石也不再復發。

解答：對於復發性且雙側性的腎結石，應追察其可能潛在原因，最常見就是副甲狀腺機能亢進併高血鈣所引起的。

❷ 甲狀腺手術後手腳抽筋

　　一位26歲未婚女性，因甲狀腺機能亢進需要物治療約1～2年，因不想長期吃藥，而就近找外科醫師手術治療。經甲狀腺切除手術，甲狀腺機能亢進的症狀已經改善，但卻有手腳麻木、抽筋厲害的情形，被送至急診。抽血檢查發現有低血鈣之情形，轉至新陳代謝科就醫，經驗血證實是副甲狀腺素偏低，給予活性維生素D及鈣片服用後，有明顯症狀改善。

解答：甲狀腺切除手術的副作用為甲狀腺功能低下和副甲狀腺功能低下，為手術後必須追蹤的情形。副甲狀腺素的功能是維持鈣、磷平衡及骨骼的新陳代謝。偏低時，鈣也偏低。而引起神經及肌肉的不穩定，抽筋、麻木，要儘早補充活性維生素D及鈣，避免長期偏低導致身體有些軟組織和血管會有異位性鈣化之情形。

副甲狀腺案例

❸ 圓臉、短指、常抽筋

　　一位 22 歲男性，因抽筋到急診就醫，檢驗發現有低血鈣，而轉至新陳代謝科。病患主訴常有此情形，每次掛急診就是補充鈣就改善。理學檢查：患者身高 153 公分體重 78 公斤，圓臉，智商稍低，第 3、4、5 手指頭較短，檢驗血鈣發現偏低，但副甲狀腺素較高，在給予活性維生素 D 及鈣片治療，並維持血鈣正常時，也不再抽筋。

解答：此病患為假性副甲狀腺功能低下。其副甲狀腺素分泌正常，但副甲狀腺素的接受器有先天基因突變，導致副甲狀腺素作用較差，而像副甲狀腺功能不足導致的低血鈣，如同副甲狀腺功能低下的治療，只要給予活性維生素 D 及鈣片即可。此病患也也有輕微生長激素、甲狀腺素及生殖刺激素的異常。此症為先天疾病，其特殊外觀手指頭較短為特徵是診斷的關鍵點。

PART

8

維生素

01 需不需要補維生素

補充維生素有沒有用？

常有人問：「這是女兒買給我的綜合維生素，可以吃嗎？」「這是維生素 B 群，可以吃嗎？」「這是維生素 D、鈣片、維骨力⋯」在臺灣一向不認為有人會營養不良，除非生病住院、無法進食，一般也不認為會有維生素缺乏，而維生素的補充被認為是保健食品。

相反的，有些醫師或專業人士卻說補充維生素沒有效。到底補充維生素有沒有用？這也是科學家一直在探索的問題，若可以減少疾病，降低死亡率，何樂而不為？但有些研究確定補充有抗氧化效果的維生素 A、維生素 E 無效，補充包括維生素 B_6+ 葉酸 +B_{12} 的 B 群無效，甚至補充鈣片反而增加心血管疾病如心臟病、中風的危險，至於維生素 D 及綜合維生素有些正面的結果，但都不是很一致或顯著的，因為針對沒缺乏維生素的人給予維生素，其實沒有效果是可以預期。但對於潛在缺乏的人，其實已對身體新陳代謝有影響，是絕對有幫忙的，因此研究對象若缺乏該維生素的人多且又嚴重，就容易在統計學上顯示出有效。

潛在缺乏維生素 B_1 缺乏的因素

在臺灣普遍的飲食生活習慣還是存在著缺乏維生素 B_1 的因素。例如食用精製白米或麵食，就有可能缺維生素 B_1 等。輔大營養系的研究發現 B_1 高達 11.3％～15.6％，而 B_2 達 2.3％～7.9％。而糖尿病因維生素 B1 由小便流失而更易缺乏，糖尿病患者維生素 B_1 缺乏盛行率大約 17～79％。維生素 B_1 缺乏會影響血糖代謝，進而引發併發症。過量飲酒者也是維生素 B_1 缺乏的重要原因，而且可能引發一些心臟型腳氣病或腦部病變的危急情況。也有個案報告因長期腹瀉而維生素 B_1 缺乏引起意識改變、眼神經麻痺才被診斷。因此對於追求健康者應鼓勵食用全穀類，而食用白米者應注意可能維生素 B_1 缺乏的情況，必要時予以補充。

藥物和素食是維生素 B_{12} 缺乏的主因

藥物會抑制維生素 B_{12} 吸收，例如第一線藥物為雙胍類（metformin）、胃酸抑制劑類、酒精、某些抗生素或抗癲癇藥物。另外維生素 B_{12} 的來源為動物性食物，素食者也常會維生素 B_{12} 缺乏。因此糖尿病患者使用双胍類（metformin）、素食、多重藥物者，應注意可能維生素 B_{12} 缺乏，必要時予以檢驗及補充。

維生素 D 缺乏會後續影響

　　臺灣雖為亞熱帶地區，一向陽光充足，不被認為維生素 D 會缺乏，其實有些人長期在室內、肥胖、糖尿病、骨質疏鬆、慢性腎病變、肝腎疾病患者或腸胃吸收不良的人，有相當高的比例維生素 D 不足而未被注意。

　　有研究指出維生素 D 不足的患者，其糖尿病得控制也比較不好，血糖及糖化血色素皆較高。甚至有些腎病變的患者因維生素 D 不足導致血鈣偏低，引發次發性的副甲狀腺機能亢進和腎性骨骼病變。

結論

　　希望有健康的身體，就要有健康的飲食生活習慣，並不是補充維生素就會健康。若沒有確定那種維生素缺乏補充也沒效。維生素或微量元素的缺乏是相當困難被診斷出來，目前只有維生素 B_{12} 及維生素 D 有檢測，且維生素 D 為自費項目，因此一般醫師並不太會注意這些問題。但維生素缺乏對身體的影響很大，卻常被容忽視。若能由飲食習慣、病史及理學檢查，配合以檢驗，找出真正維生素缺乏的人予以補充，必定可以讓這些患者達到最佳治療效果。

02 維生素 B₁ 缺乏症

維生素 B₁ 的功能

『醫師，您怎麼知道我缺乏維生素 B_1？』的確目前臨床上，並沒有檢測維生素 B_1，就算醫學中心想自費檢測也還不行。那醫師到底是如何診斷維生素 B_1 缺乏呢？

維生素 B_1 即硫胺素（thiamine）是醣類代謝很重要的輔酶，缺乏時醣類代謝不完全，易轉化代謝為乳酸。維生素 B_1 對於全身細胞都很重要，尤其是消化、神經和心血管系統，因此缺乏時易導致消化、神經和心血管症狀。

症狀

維生素 B_1 缺乏在早期、輕微的時期並無症狀，但有些人詳細問診其實已有倦怠、沒胃口、肌肉痠痛、睡眠障礙、記憶力減退等，但並不以為意，而未追查。嚴重時會有心臟型或腦病變型腳氣病。

心臟型腳氣病亦稱為濕型腳氣病會有心跳快、腳水腫和心臟衰竭。腦病變型腳氣病（亦稱為乾型腳氣病或窩尼克科沙克夫徵候群，Wernicke-Korsakoff Syndrome）會有腦部病變、意識混亂、記憶障礙、步態困難、多話誇大等症狀。舌頭炎（牛肉般紅色平滑）的表現也是很重要的特徵。

舌診很重要嗎

　　身體的健康狀況可以由皮膚、氣色一窺究竟，例如慢性肝病皮膚偏暗黃、胸前微血管明顯、手掌邊緣紅色，慢性腎病皮膚偏暗黑、色素沉積。舌頭的檢查也很重要，可以反應許多疾病，甚至胃黏膜的情形，例如舌頭較大可能是甲狀腺功能低下有黏液性水腫或類澱粉沉積症 (Amyloidosis) 有異常蛋白質堆積。舌頭偏紅平滑，疼痛可能是維生素 B_1 或維生素 B_{12} 缺乏引起的舌炎，但舌頭的變化並非特異性，同樣維生素 B_{12} 缺乏，有些人的舌頭不是舌炎表現，卻是舌苔較厚，因此有時需要驗血或其他檢查才可以確定。

診斷

　　目前有實驗室診斷方法用於研究，但臨床上並沒有驗血作實驗室診斷，一般以臨床診斷的情況下，給予治療。臨床診斷是從病史中，因食用白米、喝酒過量、糖尿病、較易缺乏，在加上臨床有症狀吻合者。另外理學檢查以舌頭炎、心臟、腦病變的表現為重要參考。

治療

　　因維生素 B_1 為水溶性維生素,較無副作用且很便宜,因此,臨床上針對懷疑者均可建議使用,並觀察是否改善症狀,而確定診斷。甚至針對懷疑是嚴重腳氣病,有心臟衰竭或腦部病變時,就算未檢測維生素 B_1 還必須緊急注射治療,以免病情惡化不可收拾。

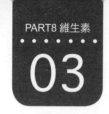

PART8 維生素

03

第 2 型糖尿病與 維生素 B$_{12}$ 缺乏

維生素 B$_{12}$ 缺乏的原因

　　維生素 B$_{12}$ 缺乏的重要原因，可歸四大類（如圖一）惡性貧血是自體免疫系統疾病，自己的免疫系統產生抗體，胃壁中的內因子影響維生素 B$_{12}$ 的吸收而引起，會有嚴重大球性貧血，而命名惡性貧血。一般貧血血球可依血球大小而藉以鑑別診斷（如圖二）。

　　抑制維生素 B$_{12}$ 吸收的藥物所引起的維生素 B$_{12}$ 缺乏是最常見，但易疏忽的情況，因為往往沒有貧血也不會被注意。抑制維生素 B12 吸收的藥物，有胃酸抑制劑類、酒精、双胍類（metformin）、某些抗生素或抗癲癇藥物。因素食者或營養不良而引起也是時有所聞。維生素 B$_{12}$ 的來源為動物性食物，素食者應注意維生素 B$_{12}$ 缺乏的問題及補充。

 維生素 B$_{12}$ 缺乏主要原因

維生素 B$_{12}$ 缺乏原因
- 惡性貧血（自體免疫疾病）
- 維生素 B$_{12}$ 吸收不良（藥物或胃腸疾病引起）
- 維生素 B$_{12}$ 營養不足（素食者或食物不足、營養不良）
- 胃腸切除手術者或其他疾病

依紅血球大小之貧血分類

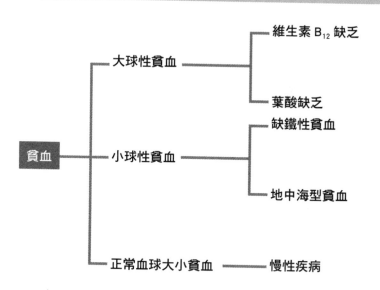

双胍類（metformin）與維生素 B$_{12}$ 缺乏

　　第 2 型糖尿病的第一線藥物為雙胍類（metformin），此藥因不會增加體重，也較不會低血糖，長期對糖尿病的控制及預防併發症很好，因此被廣泛使用。原本此藥物可能的副作用是腸胃不適及乳酸中毒，但美國糖尿病學會於二○一二年將維生素 B$_{12}$ 缺乏症也正式列為其副作用，讓醫師及患者在使用此藥物時應予以注意。双胍類（metformin）是抑制維生素 B$_{12}$ 吸收引起的維生素 B$_{12}$ 缺乏。

症狀

維生素 B_{12} 缺乏，主要會影響造血和神經系統及胃粘膜。因此，較早期症狀有倦怠、頭暈、心跳快、手腳麻、失智等非特異性的症狀，往往直到有明顯大球性貧血、神經病變、萎縮性胃炎及舌炎等，才被診斷。

鑑別診斷

第 2 型糖尿病患者維生素 B_{12} 缺乏時不一定有症狀，且依缺乏程度表現也不一定。但維生素 B_{12} 缺乏會影響神經系統，與糖尿病神經病變無法區分。維生素 B_{12} 缺乏影響神經若太久可能造成永久傷害。因此有神經病變症狀且使用双胍類（metformin）者理應檢驗維生素 B_{12}。另外舌炎是維生素 B_{12} 缺乏的症狀，但其他維生素 B 缺乏也會舌炎，也需鑑別診斷。

建議檢驗維生素 B_{12}

除了對於第 2 型糖尿病糖患者，使用雙胍類（metformin）要檢驗維生素 B_{12}，其他老年人、有胃炎、胃腸道疾病、素食

者、使用胃酸抑制劑或多重藥物者皆應特別注意其病史、症狀、理學檢查外，對於高危險群者應給予檢驗維生素 B_{12} 篩檢。

治療

對於維生素 B_{12} 缺乏較輕微缺乏者，可以口服的維生素 B_{12} 補充。對於較嚴重的已無法由腸胃道吸收的情形，需以注射型的維生素 B_{12} 補充。

維生素 B_{12} 缺乏吃維生素 B 群沒效

「醫師，我知道素食會維生素 B_{12} 缺乏，不過我有每天補充維生素 B 群，為什麼還是缺乏維生素 B_{12} ？」的確維生素 B_{12} 缺乏時，給予維生素 B 群沒效，因為有些維生素 B 群只含維生素 B_1 及 B_2 並沒有維生素 B_{12}。

維生素 B_{12} 的來源和其他 B 群有很大的不同，維生素 B_{12} 是某些細菌製造的，特別存在深海魚海產及反芻動物，例如牛肉、羊肉或其他肉類，植物中綠藻也含維生素 B_{12}。維生素 B_1 主要來自穀類。

素食者要補充維生素 B_{12}，不是維生素 B 群。有些藥物或病況，可能造成維生素 B_{12} 吸收不良或維生素 B_1 流失，因此注意補充維生素要對症才有效。

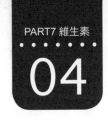

為什麼要驗維生素 D？

維生素 D 是陽光荷爾蒙

　　『醫師說要驗維生素D就驗，自費沒關係！』『為什麼要驗？而且健保沒給付？』一般而言，維生素必須從食物來源獲得，因為人體不能自行合成產生。但維生素 D 很特別，主要來源並不是維生素從食物而來，而是由陽光的紫外線在皮膚將 7-脫氫膽固醇（7-dehydrocholesterol）轉換為維生素 D3。且需再經由肝臟代謝為 25 （OH）維生素 D 仍為非活性的，最後在腎臟轉換為活性的 1,25 （OH）維生素 D（如圖）。

圖　維生素 D 合成與活化

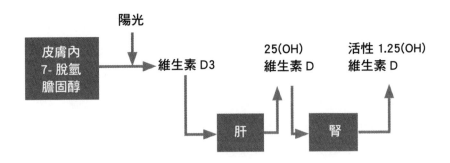

陽光

皮膚內
7- 脫氫
膽固醇 → 維生素 D3　　25(OH)　　活性 1.25(OH)
　　　　　　　　　　　　　維生素 D　　維生素 D

肝　　　腎

維生素 D 的傳統的功能

維生素 D 的功能，以前瞭解比較侷限在調節體內鈣和磷的代謝和骨骼的影響。大家知道維生素 D 缺乏會導致軟骨症，或是骨質疏鬆。且骨質疏鬆症而骨折者也有很高比例有維生素 D 缺乏。另外缺乏維生素 D，也會肌肉無力、步態不穩、跌倒、嚴重時會低血鈣。這些維生素 D 對鈣和磷的代謝和骨骼的影響就是傳統的功能。

維生素 D 的非傳統的功能

醫界近年發現，維生素 D 亦可作用於身體廣泛器官與組織細胞。除了維持骨骼健康，缺乏維生素 D 的話，也會胰島素抗性、高血壓、糖尿病、血管硬化、 心臟病、腎功能不全與自體免疫疾病、癌症、 及老化等問題也有關。這些維生素 D 對鈣磷和骨骼以外的影響就是非傳統的功能。

維生素 D 缺乏時症狀不明顯

維生素 D 缺乏不一定有症狀，就算明顯維生素 D 缺乏的症狀倦怠無力、肌肉痠痛、失眠等，還是很難被診斷出來，

因為這些症狀非特異性，其他疾病也會。只有對於可能維生素 D 缺乏的高危險群予以篩檢才能診斷。例如老年人、日晒少、骨質疏鬆骨折、糖尿病、肥胖、肝腎疾病、或長期不明原因肌肉痠痛者就是高危險群皆應注意。目前只有檢驗室驗血方法可以測知體內的維生素 D 狀況。但檢驗需自費大約 600 ～ 1000 元，健保不給付。維生素 D 的理想水平為超過 30 ng/mL，低於此數表示維生素 D 不足，若低於 20 ng/mL 則為缺乏。

結論

維生素 D 與健康息息相關，平時即應鼓勵曬太陽，但為避免皮膚癌也不要過度曝曬。還有要攝取富含維生素 D 的食物如油脂多的鮭魚、鯖魚和鱈魚肝，有添加維生素 D 的牛奶和麥片。維生素 D 缺乏者則應直接補充維生素 D。

目前有些研究顯示使用維生素 D 可以改善肌肉症狀和步態問題，並有效降低髖部骨折的機率。曬太陽補充維生素 D 亦可改善高血壓，糖尿病胰島細胞功能等。因此對於有症狀倦怠無力、肌肉痠痛及可能維生素 D 缺乏之高危險群予以篩檢找出維生素 D 缺乏的人，並予以補充維生素 D 是刻不容緩的。

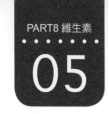

第 2 型糖尿病與維生素 D 不足

肥胖與維生素 D 不足

　　維生素 D 不足的原因很多，例如老年人、黑人、肥胖、腸道疾病、肝腎疾病和某些藥物影響都是。但其中肥胖引起維生素 D 不足的結果，在流行學上更值得重視。因為肥胖是現代文明病相當普遍，而後續影響更不容忽視，例如第 2 型糖尿病、高血壓、高血脂、關節退化、高尿酸、心血管疾病、多發性囊腫卵巢徵候群。而這些影響與維生素不足息息相關。

維生素 D 不足影響第 2 型糖尿病

　　有研究指出第 2 型糖尿病患者約有百分之七十有維生素 D 不足的情形。因為維生素 D 不足會引起胰島素分泌較低及胰島素抗性之情形，胰島素是影響血糖控制最重要的荷爾蒙。因此維生素 D 不足的患者，其糖尿病得控制也比較不好，血糖及糖化血色素皆較高。

　　同樣的，對於原本沒有糖尿病的患者，若其維生素 D 不足，長期追蹤也比維生素正常的人易發生糖尿病。

　　由於維生素 D 不足會引起血糖控制不良，因此，長期血

糖控制不良，又會引起糖尿病慢性併發症，也有研究指出的確維生素不足對糖尿病視網膜病變、神經病變及腎病變皆有影響（如圖）。

圖 維生素 D 不足對糖尿病的影響

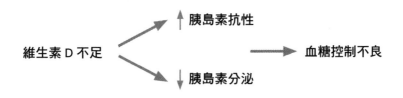

結論

第 2 型糖尿病患者普遍有維生素 D 不足之情形，維生素不足又會引起血糖控制不良及慢性併發症，除了平時要鼓勵運動日曬，攝食維生素 D 食物外，應鼓勵維生素篩檢，若有不足應以維生素 D 補充。

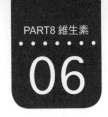

06
慢性腎衰竭與
維生素 D 不足

慢性腎衰竭會繼發性副甲狀腺機能亢進
和腎性骨骼病變

　　慢性腎衰竭病人，因腎功能會衰退，身體產生的代謝物無法正常排除而逐漸累積，例如肌酐酸所謂尿毒素會上升，還會發生磷的滯留。因磷的滯留又導致低血鈣；為提升血中鈣濃度，使得血中副甲狀腺素繼發性上升，導致繼發性副甲狀腺機能亢進，慢慢也發展成高血鈣和腎性骨骼病等。

　　慢性腎衰竭病人的鈣磷不平衡、繼發性副甲狀腺機能亢進和腎性骨骼病變，其實這些變化還受到維生素 D 不足的問題影響。慢性腎衰竭常有非活性 25（OH）和活性 1,25（OH）維生素 D 不足。而維生素 D 不足的問題還會增加心血管疾病和死亡率。

腎病變維生素 D 之代謝變化及影響

　　慢性腎病變時維生素 D 之代謝變化很複雜，簡化（如圖）。

　　慢性腎病變時非活性 25（OH）維生素 D 不足是多發因素，主要可能為營養及吸收不足所引起。活性 1,25（OH）維生素 D 是由非活性 25（OH）維生素 D 在腎臟活化功能

下降而引起。活化成 1,25 （OH） 維生素 D 功能下降是因為
腎病變時 FGF 上升而抑制了 1α（OH）ase 活化。活性 1,25
（OH）維生素 D 會引起繼發性副甲狀腺機能亢進的發生。
維生素 D 不足對非傳統作用則會刺激 NF-κB 和腎素 - 血管
擴張素系統、增加胰島素抗性、氧化壓力引起心血管問題和
腎功能惡化。因此維生素 D 不足的問題，若予以補充，除了
可延緩繼發性副甲狀腺機能亢進的發生，亦可改善心血管問
題、甚至延緩腎功能惡化。

圖　**腎病變維生素 D 不足及其影響**

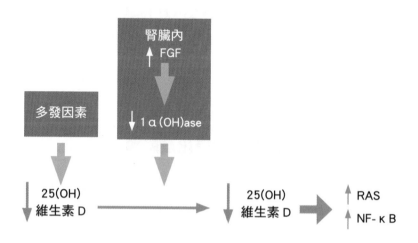

維生素 D

　　衛生署目前建議每天攝取量 1～50 歲為 5 μg（微克）即 200 國際單位 （IU），未滿 1 歲幼兒和 50 歲年長者建議攝取 10 μg（400 國際單位）。但維生素 D 的重要性，已更被肯定，建議攝取量應可提高。但要由適當日曬獲取較好，不足者宜直接補充維生素 D。

　　主要食品：牛肝、豬肝、鮪魚、沙丁魚、小魚乾、魚肝油、蛋、牛奶、乳製品等。

結論

　　慢性腎衰竭患者都需謹慎追蹤副甲狀腺機能、鈣、磷平衡及維生素 D 狀況。目前驗維生素 D 需自費健保沒給付，因此在臺灣並不普遍。其實若維生素 D 不足時早期使用維生素 D 治療；適時與適量的維生素 D 投與，是治療低血鈣和續發性副甲狀腺機能亢進之成功關鍵，甚至延緩腎功能惡化。

維生素案例

❶ 糖尿病、高血脂、高血壓三高患者以白米為主食

58 歲女性為糖尿病、高血脂、高血壓患者，以藥物治療中（Amaryl, metformin, Atorvastatin, Losartan），過去病史有盲腸炎接受盲腸切除手術，及對消炎止痛藥物過敏及對降血壓藥物（Renitec）有敏感乾咳之情形而換藥，平時經營羊肉爐生意，生活飲食不規律，以白米為主食，建議全穀類或糙米，因家人不願配合而無法遵行，因有口角炎而給予維生素 B 群治療，其口角炎明顯改善。

解答：糖尿病因多尿及糖類代謝不良易維生素 B 群缺乏，口角炎為維生素 B_2 缺乏的症狀。維生素 B_1 目前無法檢驗，一般以維生素 B 群治療。糖尿病、高血脂、高血壓三高患者建議以全穀類或糙米為主食。

❷ 素食、高血壓、易倦怠

一位 65 歲女性為長期素食者，因高血壓以兩種降血壓藥物治療中（Norvasc, Losartan），過去病史有膽結石手術及暈眩症，平時有輕微高血糖及高血脂，以飲食、運動控制，未使用其他藥物，其肝腎功能正常，偶而容易倦怠，理學檢查舌苔較厚並無其他異常，經維生素 B12 檢測其數值為 166.5 pg/ml（正常值 211 ～ 946 pg/ml），經治療後症狀改善。

解答：三高或代謝症候群的人飲食控制很重要，尤其是多食植物性食物和少油、少鹽、少肉類食物，但有人為了健康選擇素食，的確對三高（高血糖、高血脂、高血壓）引發的心血管疾病有預防的效果，但維生素 B_{12} 主要來自動物性食物，因此素食者可能缺乏維生素 B_{12}，應予以注意。

❸ 糖尿病、舌頭灼熱疼痛

一位 58 歲女性糖尿病患者，平時以雙胍類（metformin）治療約 5～6 年，最近半年來感覺舌頭灼熱疼痛，尤其是吃辣的或熱的食物，因懷疑維生素 B 缺乏，有補充維生素 B 群但無效，理學檢查舌頭較紅，而周邊較平滑，有舌炎之情形。驗血檢查並無貧血，肝腎功能正常，血糖 110 mg/dl、糖化血色素 7.4%、維生素 B_{12} 為 123.7 pg/ml（正常值 211～946 pg/ml）。經維生素 B_{12} 補充 1～2 週症狀改善而 2 個月後舌頭恢復正常。

解答：雙胍類（metformin）藥物其可能的副作用之一是會引起維生素 B_{12} 缺乏，臨床上應予以注意，尤其是劑量大、使用較久、老年人、素食者、多重藥物。當有倦怠不適、神經病變、貧血、舌炎者，建議檢驗維生素 B_{12} 為宜。

❹ 糖尿病、素食、稍倦怠、舌苔較厚

64 歲男性，為醫院志工，有糖尿病，使用雙胍類（metformin）治療，血糖控制良好，個性開朗、注意健康、有運動，夫妻皆為素食，並補充維生素 B 群，因素食及使用雙胍類（metformin）治療皆易維生素 B_{12} 缺乏，因此進一步詢問病史，其實平時覺得稍倦怠，但不以為意，且理學檢查舌苔較厚，驗血證實維生素 B_{12} 缺乏，予以補充治療，倦怠症狀明顯改善。

解答：素食者容易缺乏維生素 B_{12}，應補充維生素 B_{12} 而非維生素 B 群，因有些 B 群中只有 B_1、B_2，沒有 B_{12}。維生素 B_{12} 缺乏，舌頭表現因人而異，有些人以舌苔較厚呈現。

維生素案例

❺ 老年人肌肉痠痛、無力、失眠、常跌倒

患者為 72 歲女性,因糖尿病血糖控制不良,至新陳代謝科就醫,建議胰島素治療,血糖雖有改善,但卻仍覺得肌肉痠痛、無力、常失眠,也跌倒了好幾次,還好沒骨折或嚴重外傷。詢問其病史,患者飲食相當節制,不過很少日曬及運動,經建議檢測維生素 D 後,證實維生素 D 明顯不足。給予每天服用維生素 D 800 單位後,患者主觀症狀改善。

解答:在糖尿病患者,維生素 D 偏低的情形很普遍,尤其日曬少的老年人更應注意。對於有肌肉痠痛、無力、跌倒者,也是維生素 D 不足的症狀。

〔附錄〕

健康小祕訣

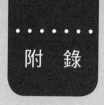

健康小祕訣

⑴　健康密碼—從「1」開始！

科學家一般都認為去氧核糖核酸（DNA）是生命的密碼，但健康的密碼是什麼？其實是「心」，心喜樂就健康。另外也很多人知道要運動，要多吃青菜，少吃肉，但就是知易行難，心不啟動就無法身體力行，只有等到某個數字震驚到才啟動。這數字有大至 1000、500，也有小至 1/2、2/3 才啟動，1000 就是三酸甘油脂超過 1000 mg/dl 有胰臟炎危險時，500 就是在酮酸中毒時血糖超過 500 mg/dl 時，1/2 就是中風時半身不遂，2/3 就是心臟冠狀動脈 3 條塞了 2 條心肌梗塞時就會開始治療，並且注意健康的生活方式。而且會說：『如果高一、大一就注意，或 31 歲或 41 歲就開始那有多好，就不會這樣了！』。也有名模表示從 17 歲就開始注意，果然健康，身材好，膚質也好。因此也可以看到本書就開始，命運也會大不同。「萬法唯心論」只要心願意就簡單，如果心願意就從「1」開始，做 1 分鐘運動也比不動好，多吃 1 分青菜也比不吃好，放鬆休息 1 分鐘也比沒有好。

從「1」開始，循序漸進，持之以恆，身體自然就健康了。

02　小小的生活改變，明顯的健康改善

生活習慣反應人的健康情況，有些人雖不滿意自己的健康，或者明知如此的生活長期必定會出問題，卻因循怠惰，不想改變，有些人是迫於無奈，無法做大幅度的生活調整。其實生活上小小的改變並不會太困難，卻對健康有明顯的改善。有些研究顯示飲食生活習慣的改善或稍減重即可有以下效果：

1. 注意飲食與運動讓體重減少 2 ～ 5% 可以明顯改善代謝症候群及心血管的疾病。
2. 體重每減 1 公斤可減少 16% 發生糖尿病的危險。
3. 脂肪肝患者若體重減少 1 ～ 5% 或 5 ～ 10% 或大於 10%，其肝內脂肪也可分別減少 33%、65% 和 80%。
4. 每天快走 15 ～ 30 分鐘，可減少 10% 心臟病的發生。
5. 減少鹽分攝取 2.3 到 6.9 公克對高血壓患者可降 5 mmHg。
6. 減少抽菸就可減少心血管疾病，當然戒菸還是最好的。

03　趨吉避凶，遠離『病態建築物』

建築物要合乎綠色建築，有好的通風和日曬，室內室外也要廣植綠色植物較好。但有些醫院、百貨公司越蓋越大，地下室越挖越深，原本地下室就沒通風、沒日曬又大量使用為停車場、餐飲地下街。造成粉塵、塵埃、二氧化碳、甲醛、苯、三氯乙烯、氨與二甲苯嚴重超標，就算使用空調、抽風機也沒用。建築物生病了，待在建築物內的人也會生病。空氣品質不佳的密閉性建築

物內，會產生『病態建築症候群』，出現頭痛、胸悶、咳嗽、心悸、氣喘、皮膚乾燥、發癢、疲勞、嗜睡、無法專心等症狀甚至與可能導致肺癌。許多人有『病態建築症候群』往往不自覺，可能誤以為這些不適是理所當然，因此不易被診斷。遠離病態建築物，親近大自然才是健康之道。

04 聽說洋蔥很好？

「聽說洋蔥很好…」、「聽說秋葵很好…」、「聽說咖哩很好…」、「聽說白藜蘆醇很好……聽說」。市面上有各種健康的食物及健康食品的商品，琳瑯滿目，如何選擇呢？其實只要是植物的食物一般都有許多好的成分，如纖維、維生素、多酚類、多醣體等。以洋蔥為例，有黃酮槲素、薑黃素（咖哩也有）、硫氨基酸、維生素C、葉酸、鉀、鋅、硒…等，對代謝症候群及心血管疾病是很好的食物，可以多吃一點，但食物要多樣性，因此各式的植物食物都應攝取，不要只靠單一洋蔥很好就只吃洋蔥，甚至一旦提煉某一成分成為健康食品的方式，可能就會花大錢，還得不到均衡營養而可能沒有效果。

05 如何又健康又美味？

食物中沒有鹽就難以下嚥，有點鹽味道就出來了，也促進食欲、幫助消化，甚至心情也好了。鹽對身體生理的正常運作很重要，不過現代社會卻因為攝取到太多的鹽而導致高血壓、中風，

及胃癌的增加。這些鹽的來源大都是加工食物、罐頭、醃製食品如泡菜、臘肉、香腸、蜜餞、運動飲料，還有就是外食的食物，不論餐廳或路邊攤，曾有電視上國際名廚的餐廳，也被踢爆其餐點也是放太多鹽，一點都不健康，也不美味。因此最健康美味的食物就是以天然食材，多蔬菜、水果，一點點鹽調味的料理。

06 不吃主食的減肥法是不可行的！

市面上有許多減肥專家竟然鼓勵不吃主食，只吃肉類、青菜、油脂之減肥法，言之鑿鑿，好像有理論根據等。的確曾有類似之研究，以低碳水化合物（即澱粉類主食）比低油脂高碳水化合物之減肥效果較好之研究，但這只是短期且主食類降低而非完全不吃。因為主食類除了提供了碳水化合物的熱量外，全穀類主食還提供了許多的纖維、維生素、礦物質、微量元素，因此長期的不吃主食類必然會導致許多營養之問題，影響新陳代謝，就算可以減肥，卻失去了健康。

07 簡易自製優格（yogurt）有方法！

腸內益菌與健康息息相關，其中優格中的乳酸菌是很好的來源，但市售的優格為中和其酸味，而添加了許多糖分，並不適合常常食用。因此若能自製優格，再酌以新鮮水果，可以算是較健康的食品了。其製作方式很簡單，可先以一小罐市售優格加入低脂鮮奶約 1,500C.C.（鮮奶可先加熱至微溫 40℃左右），輕輕攪

拌後，置於夏天室溫下或電鍋保溫方式，大約靜置 8 小時左右即成。因乳酸菌作用，產生有機酸性，可抑制其他細菌，成功的優格會很酸而有香味。有異味就是失敗了。市售優格內的活菌數影響自製優格成敗，因此要選擇原味、有品牌、新鮮的優格。

做好的優格可放於冰箱中保存，每次少量取用。亦可取一小碗量，添加低脂鮮奶繼續培養製作健康美味的優格。

⑧ 慢食與肥胖

原本慢食（slow food）、慢活（slow living）是為反對避免速食及速食文化的生活方式，對於民眾的健康一點一滴的腐蝕，而呼籲提倡的。但什麼是慢食呢？不是慢慢吃，就是慢食。慢食包括：用有機、環保、天然的食物，如全穀類比白米好，天然酵母釀酵的全麥麵包、當地盛產的蔬菜水果比較好，烹調方式以簡單清淡的輕食較好，少油、少鹽、少糖、高纖，讓食物有原味的表現。避免速食店的食物、人工添加物、加工和長期保存的食物。雖然不是慢慢吃，就是慢食。不過慢慢吃也是減肥的祕訣之一。因為吃太快，腦內飽食中樞還未反應已經夠了的訊息，往往繼續就多吃了。如果慢食加上慢慢吃真的較不會肥胖！

⑨ 糖尿病的健康食品健康嗎？

電視廣告以溫馨的畫面傳達孝順的子女就是在年節時要購買健康食品送給父母，以表達孝心，許多子女都想要父母健康，自

然這樣的訴求就會打動人心，紛紛購買。最近連糖尿病也推出許多以糖尿病患者為訴求的配方，這些原本是用於無法進食以管灌方式的配方，或液體罐裝方式或類似奶粉方式沖泡方式。這些配方是針對糖尿病患者管灌時的調配，標榜比一般管灌配方血糖上升較少。但對於可以正常進食者，應由日常的飲食去調配才合乎人性的口感，且有些人還將之視為健康食品額外補充，血糖不降反升，得不償失。糖尿病患者使用健康食品還是先徵詢醫師的意見吧！

⑩ 為什麼我要牙科檢查和洗牙？

「醫師，植牙這麼貴，我要不要植牙？」口腔的衛生保健已列入糖尿病照護的重要一環。因為糖尿病患者易引起牙周病，而牙周病又引起蛀牙，甚至連鎖反應引起更多的牙齒不保，沒辦法補牙、牙套、牙橋治療，只好植牙了。

其實糖尿病患者因牙周病也容易導致血糖升高，及臉部蜂窩組織炎的併發症，為避免牙周病及其併發症，要注意平時口腔衛生，用牙線、牙刷清潔，也要定時到牙科檢查及洗牙，保持口腔衛生、牙齒健康，也不必植牙了。

⑪ 糖尿病就像少年 Pi 奇幻旅程中的老虎

有些人原本生活順遂，卻突然發現罹患糖尿病，尤其是第 1 型糖尿病常發生在少年少女。這時糖尿病就像少年 Pi 奇幻旅程中

的老虎。少年 Pi，突然遭逢船難，而老虎出現在救生艇上，讓他充滿恐懼，百般不願，但終究還是要接受上天的安排去面對。因為認真地去瞭解老虎的習性而漸漸能掌控它，甚至成為有點像朋友的關係。由於 Pi 對老虎的恐懼，也激發其生命的智慧與鬥志，若非這老虎，恐怕他也可能成為大海的祭品。糖尿病的朋友，若能瞭解糖尿病的致病機轉，加強飲食節制及運動，儘早將血糖控制好，反而可以遠離糖尿病的威脅，成為懂得珍惜生命的智者。社會上有許多人就算有糖尿病還是可以在其職場領域和生涯發展有傑出表現。

⑫ 癌症的病人可以斷食療法嗎？

　　曾聽說癌症患者想以斷食療法將生長快速的癌細胞〝餓〞死，此為沒有實證方式的療法，很危險。癌症患者常因多重因素導致營養不良，且常噁心、胃口不佳，進食的相當少，人體的新陳代謝、免疫系統需要有完整營養，除了蛋白質、脂肪、碳水化合物主營養素外，微量元素如維生素、礦物質也不可缺少。因此若斷食，可能加重營養的不足，導致代謝異常、免疫力下降，增加抗癌的危險性及死亡率，因此癌症患者不但不應斷食，還要注重營養，必要時需營養專家介入，或以管灌或靜脈注射方式提供營養。

⑬ 糖尿病患者更要戒煙

一位老菸槍的阿伯，有糖尿病、高血壓，最近因腳趾壞疽切除後，轉至新陳代謝科，其實這位老先生除糖尿病、高血壓外，抽菸也是導致其週邊血管疾病的重要因素。抽菸不只會導致慢性阻塞性肺病、慢性氣管炎，還會心臟病，及嚴重週邊血管疾病引發糖尿病足部病變及壞疽，而截趾、截肢。抽菸者還是儘早戒菸，省錢又健康。

⑭ 如何才能增加高密度脂蛋白膽固醇（HDL-C）？

高密度脂蛋白膽固醇（HDL-C）偏低在糖尿病、代謝症候群、腹部肥胖的人很常見，因此常常有人會問要如何才能增加高密度脂蛋白膽固醇。所謂好的膽固醇呢？其實目前所知就是：1. 運動、2. 酒、3. 女性荷爾蒙，因此醫師一定會鼓勵運動，酒也可以提昇高密度脂蛋白膽固醇，但不鼓勵，不過適當飲酒，尤其紅酒是可以的，因為紅酒中有類黃酮，有抗氧化作用，對心血管也有益處。至於女性荷爾蒙也不建議，因為高密度脂蛋白膽固醇低者常也有潛在三酸甘油脂會偏高，若使用可以引起三酸甘油脂更高而得不償失。

(15) 甲狀腺機能低下，也要限制碘的攝取嗎？

　　碘是合成甲狀腺素的重要元素。以前台灣因食物缺碘，是甲狀腺腫大的盛行區，目前食鹽加碘已有改善，現在反而是怕過量的碘引起甲狀腺機能亢進。因為過量的碘會引起甲狀腺機能亢進，因此甲狀腺機能亢進時，會建議使用無加碘的鹽和避免食用含碘食物如海帶、紫菜。

　　『為什麼甲狀腺機能低下時也要限制碘？，不是更要補充嗎？』這是因為**大量的碘反而會抑制甲狀腺合成**，而且也是引發自體免疫的甲狀腺炎造成低下的原因，若是因食用過量的碘引起的甲狀腺炎，在限制攝取含碘食物後可以改善，因此**甲狀腺機能低下時也會建議限制碘的攝取**。

(16) 勞工朋友需要提神飲料嗎？

　　勞工朋友經常飲用的提神飲料，真的可以保健嗎？其實人體的代謝就是會自我維護健康，只要有足夠的營養，適當的休息、日曬和活動，人體的新陳代謝就會正常，就會健康。因此如果累了，就是要休息，而不是使用咖啡因，或交感神經素來刺激。至於提神飲料常含有維生素 B 群的營養素，對於飲酒過量、吃精製白米、糖尿病患者潛在維生素 B 缺乏者，可能會有些效果，但補充維生素 B 群只要藥房就可以購買，且便宜許多。基於這些理由，請勞工朋友應該不要飲用提神飲料，浪費金錢，且身體疲勞應適當休息，或請醫師診療有無潛在的疾病。

⑰ 懷孕婦女也要日曬

懷孕婦女為了胎中的寶貝，特別注意飲食與健康的生活方式，甚至花很多時間和金錢來胎教，但有些婦女為了美白的皮膚，避免日曬。其實日曬以獲得足夠的維生素 D 對健康更重要。日曬不足導致維生素 D 不足而影響身體的免疫力，心血管疾病、糖尿病、肥胖、憂鬱症甚至癌症，也是近年來很被重視的研究結果，因而強調人體維持足夠的維生素 D 是很重要的。目前也有研究直接發現孕婦的血中維生素 D 的濃度較低會增加妊娠糖尿病、子癲前症、胎兒較瘦小的危險機率。因此懷孕時婦女也要適當的日曬，可以讓懷孕過程更健康更順利。

Dr. Me 健康系列 137X

啟動新陳代謝，
維持健康抗老化〔修訂版〕

作　　者／陳光文
企畫選書／楊雅馨
責任編輯／楊雅馨

業務經理／羅越華
行銷經理／王維君
總 編 輯／林小鈴
發 行 人／何飛鵬
出　　版／原水文化
　　　　　台北市民生東路二段 141 號 8 樓
　　　　　電話：（02）2500-7008　　傳真：（02）2502-7676
　　　　　E-mail：H2O@cite.com.tw 部落格：http://citeh2o.pixnet.net/blog/
發　　行／英屬蓋曼群島商家庭傳媒股份有限公司城邦分公司
　　　　　台北市中山區民生東路二段 141 號 11 樓
　　　　　書虫客服服務專線：02-25007718；25007719
　　　　　24 小時傳真專線：02-25001990；25001991
　　　　　服務時間：週一至週五上午 09:30 ～ 12:00；下午 13:30 ～ 17:00
　　　　　讀者服務信箱：service@readingclub.com.tw
劃撥帳號／19863813；戶名：書虫股份有限公司
香港發行／城邦（香港）出版集團有限公司
　　　　　香港灣仔駱克道 193 號東超商業中心 1 樓
　　　　　電話：(852)2508-6231　傳真：(852)2578-9337
　　　　　電郵：hkcite@biznetvigator.com
馬新發行／城邦（馬新）出版集團
　　　　　41, Jalan Radin Anum, Bandar Baru Sri Petaling,
　　　　　57000 Kuala Lumpur, Malaysia.
　　　　　電話：(603) 90578822　傳真：(603) 90576622
　　　　　電郵：cite@cite.com.my

內頁設計／鄭子瑀
封面設計／劉麗雪
內頁繪圖／盧宏烈
製版印刷／卡樂彩色製版印刷有限公司
初　　版／2013 年 9 月 24 日
修訂一版／2018 年 6 月 12 日
定　　價／300 元
I S B N／978-986-5853-17-4
EAN　　／471-770-2903-56-5

城邦讀書花園
www.cite.com.tw

國家圖書館出版品預行編目資料

啓動新陳代謝，維持健康抗老化 ！/ 陳光文著 . – 初版 .
    -- 臺北市：原水文化出版：家庭傳媒城邦分公司
    發行 , 2013.09
    面； 公分 . -- (Dr.Me 健康系列 ; HD137)
    ISBN 978-986-5853-17-4(平裝)

    1. 新陳代謝疾病

    415.59   102016170